Susanne Möller

Einfach ein gutes Team – Teambildung und -führung in Gesundheitsberufen

Top im Gesundheitsjob

Susanne Möller

Einfach ein gutes Team – Teambildung und -führung in Gesundheitsberufen

Mit 8 Abbildungen

Springer

Susanne Möller
Mareisring 18
83620 Feldkirchen-Westerham

ISBN13 978-3-642-12672-7 Springer-Verlag Berlin Heidelberg New York

Bibliografische Information der Deutschen Nationalbibliothek
Die Deutsche Nationalbibliothek verzeichnet diese Publikation in der Deutschen Nationalbibliografie; detaillierte bibliografische Daten sind im Internet über http://dnb.d-nb.de abrufbar.

Springer Medizin
Springer-Verlag GmbH
ein Unternehmen von Springer Science+Business

springer.de

Planung: Barbara Lengricht, Berlin
Projektmanagement: Ulrike Niesel, Heidelberg
Lektorat: Dr. Sirka Nitschmann, Werl-Westönnen
Zeichnungen: Claudia Styrsky, München
Layout und Umschlaggestaltung: deblik Berlin
Satz: Fotosatz-Service Köhler GmbH – Reinhold Schöberl, Würzburg

SPIN: 80013208

Gedruckt auf säurefreiem Papier 22/2122 – 5 4 3 2 1 0

Vorwort

Kompakt, praxisnah, lesbar und damit hilfreich, so sollte diese neue Reihe für Berufstätige an der Basis sein. Die Bücher »Top im Gesundheitsjob« sind untereinander vernetzt. Sehr gerne habe ich dafür diesen Titel »Einfach ein gutes Team« geschrieben.

Teamentwicklung, Führung und Kommunikation sind die zentralen Punkte, die in Seminaren und im Einzelcoaching mit Menschen aus Gesundheitsfachberufen immer wieder thematisiert werden. Mit dem vorliegenden Buch möchte ich Ihnen Anregungen geben, wie Teamarbeit funktionieren und jeder Einzelne mit seinem Verhalten zur Weiterentwicklung des Teams beitragen kann. Eine positive und wertschätzende Kommunikation und eine vertrauensvolle und achtsame Führung sind dafür unabdingbar. Lassen Sie sich von diesem Buch, einzelnen Passagen oder Sätzen inspirieren.

Ganz besonderer Dank gilt Frau Barbara Lengricht vom Springer-Verlag und Frau Sirka Nitschmann vom Lektorat.

Ich wünsche Ihnen viel Freude beim Lesen und Mut zur Veränderung.

München im Juli 2010
Susanne Möller

Über die Autorin

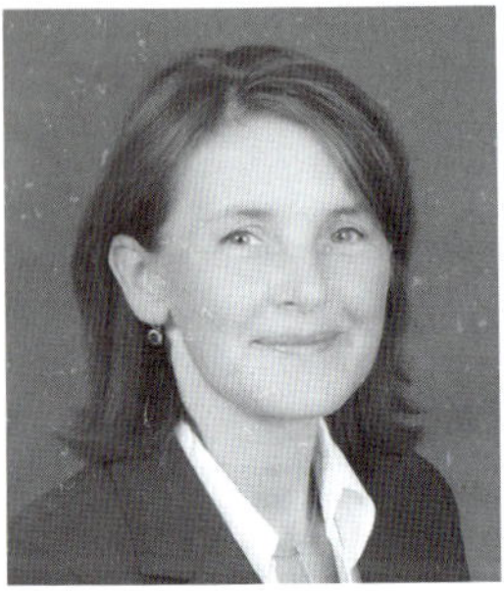

Susanne Möller ist Diplom-Psychologin mit den Schwerpunkten Arbeits- und Organisationspsychologie, Luft- und Raumfahrtpsychologie und Klinische Psychologie, Coach und NLP-Trainerin. Seit vielen Jahren ist sie im Bereich Personalauswahl und Teamtraining für internationale Fluggesellschaften und als Trainerin für Führungskräfte aus Gesundheitsfachberufen tätig.

Inhaltsverzeichnis

Kennen Sie das auch?

Sie kommen in ein neues Team und werden mit den Worten empfangen: »*Mal schauen, wie lange Sie es bei uns aushalten!*«. Unmissverständlich macht Ihnen die Teamleitung klar, dass hier alles nach ganz genauen Regeln abläuft, die sie vorgibt. Alle anderen Teammitglieder verhalten sich ruhig und agieren im Hintergrund. Eine persönliche Vorstellung findet nur kurz statt. Die Atmosphäre ist kalt und die Stimmung im Team angespannt. Sie fühlen sich vom ersten Augenblick an unwohl und deplatziert. Sie laufen den ganzen Tag mit (Einarbeitung), aber kein Teammitglied gibt wirklich Informationen heraus. Immer wieder wird betont, dass es wichtig sei »nur keine Fehler« zu machen. Diese ängstliche Grundstimmung überträgt sich auf Sie und in den nächsten Tagen gehen Sie eher gehemmt mit den Patienten um. Da es in diesem Team als Zeichen von Schwäche gewertet wird, trauen Sie sich nicht Fragen zu stellen. Ihre anfängliche Freude ein neues Team zu ergänzen ist schnell verflogen, stattdessen erleben Sie es als stark belastend jeden Tag zur Arbeit zu fahren.

Sie haben ihren ersten Arbeitstag in einer neuen Facharztpraxis und werden vom Chef und allen Teammitgliedern freundlich empfangen. Sie werden durch die Praxis geführt und mit allen Räumlichkeiten vertraut gemacht. Auf dem Schrank für ihre persönlichen Sachen steht ihr Name und ein weißes Poloshirt, in der richtigen Größe, bestickt mit ihrem Namen liegt für Sie bereit. Spezielle, in dieser Praxis geläufigen Fachtermini und Abrechnungsziffern sind für Sie in einer Mappe zusammengestellt worden, damit Sie sich in Ruhe damit vertraut machen können. Sie werden ermuntert Fragen zu stellen und überall mit einbezogen. Mittags fragt man Sie freundlich, ob Sie mit zum gemeinsamen Mittagessen kommen möchten. Der erste Arbeitstag vergeht »wie im Flug« und Sie haben ein gutes Gefühl in diesem Team zu arbeiten. Der Umgangston im Team ist freundlich und höflich und das wirkt sich auch positiv auf die Patienten aus. Jede Woche findet eine kurze Teambesprechung statt. Mit Fehlern wird sehr offen umgegangen, in dem Sinne: »Was können wir alle daraus lernen und wie können wir es beim nächsten Mal besser machen.« Insgesamt macht es auch in den nächsten Wochen Spaß in diesem Team zu arbeiten.

Teamarbeit im Gesundheitswesen

Nie wurde etwas Großartiges ohne Begeisterung gemacht.
(R. Emerson)

Teamarbeit ist im Gesundheitswesen nicht mehr wegzudenken. Ob im Operationssaal, in Praxen, ambulanten Einrichtungen oder im Krankenhaus auf einer Station – ein reibungsloser Ablauf und eine gute Teamarbeit sind von unschätzbarem Wert. Was macht eine gute Teamarbeit aus und was kann jeder persönlich dazu beitragen? Welche Rolle spielt dabei der Vorgesetzte, Teamleiter oder die Stationsleitung? Ziel dieses Buches ist es, praxisnah zu erklären, wie Teams funktionieren. Es zeigt wichtige Faktoren auf, die für eine gute Zusammenarbeit im Team förderlich sind. Modelle und Beispiele aus der Praxis unterstützen dies und zeigen neue Lösungen auf. Denn, wenn Sie immer das tun, was Sie bisher getan haben, werden Sie immer genau da landen, wo Sie gerade sind. Einige Situationen werden Sie sicherlich wiedererkennen.

Unsere eigenen Einstellungen und Haltungen sind maßgeblich dafür verantwortlich, ob Teamarbeit gelingt oder nicht. Besonders bedeutsam ist dabei unsere allgemeine Einstellung, unsere Haltung zu unserer täglichen Arbeit, denn, wenn ich im Operationssaal die Instrumente anreiche und von Mauritius träume, bin ich weder im Operationssaal, noch auf Mauritius.

Was kann jeder einzelne mit seiner Persönlichkeit dazu beitragen, dass Teamarbeit gelingt. Wie nehme ich Vorgesetzte, Kollegen und Patienten wahr, welche Sprachgewohnheiten habe ich (»*In der alten Praxis war alles besser.*«, »*Die Arbeit auf der neuen Station wird bestimmt spannend!*«) und wie kann das gesamte Team das Arbeitsklima positiv beeinflussen (»*Wir pflegen hier so, wie wir selbst später einmal gepflegt werden möchten.*«). Wie wird mit Konflikten im beruflichen Umfeld umgegangen? Wenn Sie sich die Zusammenhänge bewusst machen, wie Konflikte entstehen und dass es in Bezug auf das Konfliktgeschehen bestimmte Gesetzmäßigkeiten gibt, können Sie sich in Zukunft entspannter und flexibler verhalten.

Als Teamleiter und ebenso als Teammitglied werden Sie in der täglichen Arbeit mit verschiedenen Problemstellungen konfrontiert. Probleme sind jedoch nicht das Problem, sondern die Art und Weise, wie die Leitung und das Team die Schwierigkeiten löst.

Gute Teamarbeit hängt nicht von der Fachkompetenz der einzelnen Teammitglieder und der Leitung ab, sondern vielmehr von den sozialen Fähigkeiten.

Zu den für gute Teamarbeit wichtigen sozialen Fähigkeiten gehören u. a. Faktoren wie Aufmerksamkeit, Umgang mit Konflikten, Anerkennung, Respekt, Achtsamkeit, Vertrauen und insbesondere die Kommunikation.

Folgende Themen werden im Buch behandelt:

- ▶ Kap. 2 führt mit verschiedenen Begriffsbestimmungen in das Thema ein.
- ▶ Kap. 3 zeigt auf, welche Faktoren im (Berufs)alltag die Wahrnehmung – speziell die Personenwahrnehmung –, das Denken, die Sprache und das Verhalten beeinflussen können.
- In ▶ Kap. 4 werden Modelle der Teamentwicklung vorgestellt und die Besonderheiten in den verschiedenen Phasen der Teamentwicklung. Auch die Anforderungen an die Teammitglieder und die Leitung werden dargestellt.
- ▶ Kap. 5 behandelt Konflikte im Team und deren Lösungsmöglichkeiten. Problematisches Kommunikationsverhalten und Regeln für eine bessere Kommunikation und Interaktion im Team werden vorgestellt.

Jedes Teammitglied trägt dazu bei, dass Teamarbeit gelingt.

Was ist ein Team

Mit einer Hand lässt sich kein Knoten knüpfen. (aus der Mongolei)

Es gibt eine Reihe von Definitionen eines Teams, die nah beieinander liegen.

Team

Als Team wird ein Zusammenschluss von mehreren Personen zur Lösung einer bestimmten Aufgabe oder zur Erreichung eines bestimmten Ziels bezeichnet.

Über folgende Hauptkriterien werden Teams definiert [39]:

- Ein Team hat mindestens zwei Mitglieder.
- Die Mitglieder tragen zur Erreichung der Teamziele mit ihren jeweiligen Fähigkeiten und den daraus entstehenden gegenseitigen Abhängigkeiten bei.
- Das Team hat eine Teamidentität, die sich von den individuellen Identitäten der Mitglieder unterscheidet.
- Das Team hat Kommunikationspfade sowohl innerhalb des Teams als auch zur Außenwelt entwickelt.
- Die Struktur des Teams ist aufgaben- und zielorientiert beschrieben.
- Das Team überprüft periodisch seine Effizienz.

2.1 Merkmale eines Teams

Es gibt 8 Bedingungen, die erfüllt sein müssen, damit sich ein Team auch als solches fühlt [60].

Kommunikation und Interaktion

Die Möglichkeit zur direkten Interaktion und Kommunikation muss bestehen, d. h. die Teammitglieder müssen sich sehen und miteinander sprechen können.

Persönliche Motivation

In jeder Person wohnt eine Kraft, die nach höherer Leistung, Wachstum und persönlicher Erfüllung strebt. Diese Kraft ist zwar in den Menschen unterschiedlich stark vorhanden, aber jedes Individuum hat den Drang zu arbeiten und produktiv zu sein [10].

Aktivitäten

Jedes Teammitglied braucht eine klare Aufgaben- oder Rollenzuweisung, um für sich einen Sinn im Team zu sehen.

Gefühle

Die Teammitglieder müssen eine Gemeinsamkeit auch auf dem emotionalen Sektor haben, sonst wird es schwierig, sich als Team zu fühlen. Um aufkommende Schwierigkeiten zu meistern, ist ein positives Grundgefühl gegenüber den Teammitgliedern wichtig.

Verhältnis zur Umgebung

Eine klare Absprache über das Verhältnis zu anderen Teams und zur Leitung festigt die Zusammengehörigkeit des Teams.

Akzeptanz

Die gegenseitige Akzeptanz ermöglicht die Identifikation mit dem Team.

Gemeinsames Ziel

Zu Beginn der Teambildung muss ein gemeinsames Ziel abgeklärt werden.

Aufgabenspezifische Kräfte

Die Arbeitskraft der Teammitglieder kann sich nur dann auf die Aufgabe konzentrieren, wenn die Klarheit der Erwartungen, Ziele und Positionsanforderungen in Zusammenhang mit der Aufgabe stehen. Die individuellen Kenntnisse und Fähigkeiten der Mitglieder müssen zur spezifischen Aufgabe passen und die dafür bereitgestellten Werkzeuge hilfreich sind, die Aufgabe zu erfüllen.

2.2 Abgrenzung des Teams gegenüber anderen

Gruppe
Mehrzahl von Personen in direkter Interaktion über eine längere Zeitspanne bei Rollendifferenzierung und gemeinsamen Normen, verbunden durch ein Wir-Gefühl [59].

Auch für alle anderen Definitionen gilt nach Rosenstiel, dass die Möglichkeit direkter Interaktion über eine längere Zeitspanne hinweg unabdingbarer Bestandteil bleiben muss, da sich nur unter dieser Bedingung »ein spezifisch von der Gruppe gefärbtes Erleben und Verhalten« entwickeln kann [59].

Das Team als spezielle Form der Gruppe

Bei einem Team handelt es sich um eine Gruppe, deren Mitglieder in einer funktionalen Arbeitsbeziehung stehen. Sie haben eine gemeinsame Aufgabe zu lösen, die meist, allerdings nicht immer, von außen vorgegeben ist. Im Sinne dieser Definition stehen Teams also nicht den Gruppen gegenüber, sondern bilden eine Teilmenge dieses Phänomen-Bereichs [55].

2.3 Was ist Teamarbeit

Teamarbeit
Teamarbeit ist eine Form der Arbeitsorganisation, bei der mehrere Personen über eine gewisse Zeit, nach gewissen Regeln und Normen, eine aus mehreren Teilaufgaben bestehende gemeinsame Arbeitsaufgabe bearbeiten. Sie arbeiten unmittelbar zusammen, um gemeinsame Ziele zu erreichen und begreifen sich als Team [1].

Unter Teamarbeit versteht man: »*Die kooperative, zielorientierte Arbeit von Fachleuten, die gemeinsam an einer definierten komplexen Aufgabe, in einem Projekt oder an einem Problem arbeiten, bei Integration unterschiedlichen Fachwissens und nach bestimmten, gemeinsam festgelegten*

Regeln.« [20]. Eine gemeinsame, effektive Arbeit ist bei einer Anzahl von 3–8 Personen möglich [20]. Denn hier ist eine bestmögliche Bündelung der Kompetenzen gegeben. Auch der Informationsaustausch gelingt bei dieser Personenzahl besser. Teamarbeit kann nur funktionieren, wenn die Teammitglieder über grundlegende Kommunikationskenntnisse und -fähigkeiten verfügen [43].

2.4 Optimale Teamgröße

Eine Teamgröße von 5–8 Personen hat sich als optimal erwiesen.

Werden größere Teams zusammengestellt, bilden sich relativ schnell informelle Untergruppen von 4–5 Personen. In großen Gruppen lässt sich auch ein anderes Kommunikationsverhalten beobachten. Untersuchungen haben gezeigt, dass sich der Prozentsatz der Personen, die Vorschläge und Ideen haben, sie aber nicht äußern, bei steigender Teamgröße erhöht. Schon bei 4 Personen bleiben 10% der Ideen ungesagt, bei 10 Personen sind es bereits 20%. Ebenso steigt der Prozentsatz der Personen, die während einer Diskussion nie sprechen, bei steigender Teamgröße beständig an. Während es bei einer Teamgröße von 5 Personen fast gar nicht vorkommt, dass ein Teammitglied gar nichts sagt, ist es bei einer Größe von 10 Menschen bereits eine Person, die nie etwas sagt [80].

Fazit

- Alle Teammitglieder tragen mit ihren unterschiedlichen Fähigkeiten und Fertigkeiten zur Erreichung des Teamzieles bei.
- Der Kommunikation im Team kommt eine ganz besondere Bedeutung zu.
- Die Teammitglieder müssen sich an bestimmte Regeln, Normen und Vereinbarungen halten, die unabdingbar für die gemeinsame Arbeit sind, sowohl fachlich als auch zwischenmenschlich.
- Die richtige Teamgröße ist von Bedeutung, da sich bei zu großen Teams schnell informelle Untergruppen bilden.

fest, dass jemand höflich ist, so ist man eher geneigt, ihn ebenso als freundlich, aufrichtig und intelligent zu beurteilen. Besonders herausragende Eigenschaften, Leistungen oder Verhaltensweisen strahlen sozusagen auf andere Merkmale aus und verfälschen die Einschätzung.

Horn-Effekt

Das Schließen von einer negativen Eigenschaft auf andere negative Eigenschaften nennt man Horn-Effekt.

Ähnlichkeitseffekt

Man findet solche Menschen sympathisch, die einem selbst ähnlich sind (gleicher Werdegang, Hobbys etc.). Man mag Menschen mit ähnlichen Einstellungen.

Logischer Fehler

Hier nimmt der Wahrnehmende an, dass bestimmte Eigenschaften immer gemeinsam auftreten. Typische Beispiels hierfür sind: wer höflich ist, ist auch klug; wer freundlich ist, ist auch ehrlich; wer stark ist, ist auch aktiv; wer fröhlich ist, ist auch hilfsbereit usw.

Kontrasteffekt

Eine durchschnittliche Pflegeschülerin wird sehr viel positiver beurteilt, wenn sie mit einer schwachen Teamkollegin zusammen arbeitet.

Körperliche Attraktivität

Warum bevorzugen wir Schönheit? Ein Grund dafür liegt darin, dass wir die stereotype Vorstellung haben, Schönes sei auch gut. Daher erscheinen uns schöne Menschen auch als intelligenter, erfolgreicher, freundlicher und glücklicher als andere, selbst wenn es für diese Einschätzungen keine objektive Grundlage gibt.

Stufen Sie ein Teammitglied als unsympathisch ein, sollten Sie sich zunächst Klarheit über Ihre eigene Einstufung verschaffen: »*Warum finde ich Sebastian Kurz unsympathisch?*«. Diese Reflexion ermöglicht es, die Wahrnehmung und das Verhalten gegenüber dieser Person positiv zu verändern. Ein Abgleich mit Ihrem Bild oder die Prüfung, wo das negativ wahrgenommene auch nützlich sein kann, versetzt Sie in die Lage, diese Situation exzellent zu meistern. Hilfreich für eine gute Teamarbeit ist, dass die einzelnen Mitglieder automatisch die eigenen Gedanken und das eigene Verhalten reflektieren. So tragen alle zu einem positiven Gesamten bei.

Praxistipp

Plus-Minus-Übung: Bitte notieren Sie sich jeweils ihre Annahmen über einen Kollegen, Vorgesetzten oder Mitarbeiter. Differenzieren Sie bitte in positive und negative Annahmen. Sollten Sie negative Annahmen haben, suchen Sie eine positive Annahme dazu oder finden Sie eine Situation, wo diese negative Annahme nützlich und förderlich ist.

3.2 Sprache im Team

Wenn die Worte nicht stimmen, dann ist das Gesagte nicht das Gemeinte. Wenn das, was gesagt wird, nicht stimmt, dann stimmen die Werke nicht. Gedeihen die Werke nicht, so verderben Sitte und Künste. Darum achte man darauf, dass die Worte stimmen. Das ist das Wichtigste von allem. (Konfuzius)

Voraussetzung für erfolgreiche Teamarbeit ist die Sprache, das bedeutet Klarheit in dem Gesprochenen (Inhalt), der Stimme (Tonalität) und in der Körpersprache.

Die Sprache ist der individuelle Ausdruck des Sprechers und wird vom Hörer subjektiv wahrgenommen. Dies hat zur Folge, dass es sich auf beiden Seiten, »Sender« und »Empfänger«, um einen interpretationsfähigen Informationsaustausch handelt. Mit unserer Sprache drücken wir nicht nur Gedanken, sondern auch Gefühle aus. Beim Sprechen codieren und verknüpfen wir unsere Erfahrungen, Annahmen und Überzeugungen, die wir dann mit anderen Personen austauschen. Dazu gehören nicht nur das gesprochene Wort, sondern auch die Stimme und die Körpersprache.

Die Kommunikation findet auf zwei Wegen statt (▶ Top im Job: Wie bitte?). Die **verbale Kommunikation** beinhaltet die Sprache und den Inhalt. Zur **nonverbalen Kommunikation** gehören Mimik (Gesichtsausdruck), Blickkontakt, Gestik (Körperhaltung, Körperbewegung), Stimme, Tonalität, räumlicher Abstand zu anderen Menschen (hier bestehen starke kulturelle Unterschiede), körperliche Berührung und das Aussehen (Frisur, Kleidung etc.; [25]).

Am Schluss der Dienstbesprechung auf der chirurgischen Station meldet sich Frau Schneider zu Wort. Sie senkt den Blick zu Boden und sagt mit leiser Stimme: »*Entschuldigung, ich möchte nur noch eine Frage stellen: Haben wir eigentlich noch genügend Drainagebeutel?*« Sie sitzt ganz nah am Besprechungstisch und während des Sprechens hält sie die Arme unter dem Tisch verschränkt. Die Körperhaltung erscheint dadurch eingefallen. Keines der anderen Teammitglieder antwortet bzw. nimmt Frau Schneider wahr. Frau Schneider fühlt sich, wie so oft, nicht beachtet und verlässt am Ende frustriert die Besprechung.

Betrachten wir dieses Beispiel:

- **Verbale Kommunikation**
  Die Frage von Frau Schneider war mit vielen unnötigen Abschwächungen gekoppelt. Zuerst die Entschuldigung und die Konjunktivformulierung »Ich möchte«, statt »Ich habe noch eine Frage«.
- **Nonverbale Kommunikation**
  Der mangelnde Blickkontakt und die fade Stimme schwächen die Aussage zusätzlich ab. Die Zurückhaltung wird nicht nur durch die »zurückgenommene«, drucklose Stimme, sondern auch durch die fehlende Gestik und die eingefallene Körperhaltung abgeschwächt.

Menschen sind sich oft nicht darüber bewusst, dass Aussagen nur deshalb nicht überzeugen oder falsch verstanden werden, weil sie abgeschwächt wurden und die Wirkung des nonverbalen Verhaltens (z. B. fehlender Blickkontakt, zu Boden schauen), der Stimme oder der Formulierung den Überzeugungsprozess enorm beeinflusst.

❯ Kommunikation ist mehr als die Übermittlung von Worten.

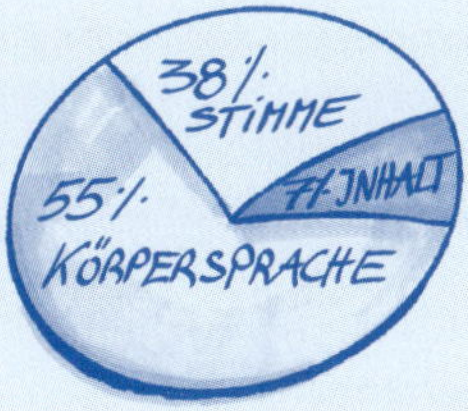

Abb. 3.1. **Kommunikation.** 55% Körpersprache, 38% Stimme, 7% Worte.

Wir kommunizieren auf drei Kanälen [44]: Unsere Kommunikation besteht aus 55% Körpersprache, 38% Stimme und 7% Inhalt. Wenn wir eine Übereinstimmung aller drei Kanäle feststellen, so glauben wir dem Sprecher (Abb. 3.1; [44]).

Das Gesamtpaket wird vom Empfänger ausgewertet und interpretiert. Authentizität, Ironie, Unsicherheit, Glaubwürdigkeit, Selbstsicherheit usw. wird aus dem Gesamten abgeleitet. Je mehr Kongruenz (Übereinstimmung) zwischen Körpersprache, Tonalität und Inhalt besteht, desto weniger wird das Gesagte der Eigeninterpretation des Hörers (Empfängers) überlassen und die Wahrscheinlichkeit, dass der Hörer die Absicht des Absenders erkennt, nimmt zu.

Welchen Einfluss unsere Wahrnehmung und unsere Gefühle darauf haben, wenn wir im Nachhinein eine Situation beschreiben, wird in dem folgenden Beispiel deutlich.

Pflegerin Sandra Schwarz hat bei der gestrigen Dienstbesprechung gefehlt. Die Kollegen Thorsten Sieb und Maren Keller berichten unabhängig voneinander von dieser Besprechung.

Pfleger Thorsten Sieb: »*Auf der gestrigen Dienstbesprechung war richtig dicke Luft. Anita hat uns wieder Anweisungen vorgestammelt, an die sie selbst nicht glaubt und Robert hat in seiner unnachahmlichen Art einen ironischen Kommentar nach dem anderen abgegeben. Anita stand völlig unglaubwürdig da und das Ergebnis lässt auch zu wünschen übrig.*«.

▼

Pflegerin Maren Keller: »*Gestern wurde endlich mal konkret über die offenen Punkte der letzten Dienstbesprechung diskutiert. Robert und Anita haben sich natürlich wieder etwas »gekabbelt«, aber das kennen wir bei den beiden ja schon, das meinen sie ja nicht böse. Mit dem Ergebnis waren fast alle zufrieden, schön, dass wir jetzt so weit sind.*«.

Sprache transportiert Inhalte

Nicht alles, was wir sagen, ist das, was wir meinen. In unseren Gedanken sind viel mehr Informationen als wir tatsächlich in Worte übersetzen. Der Satz »*Kannst Du das bitte ins Labor bringen?*« enthält zwar eine Frage, die jedoch auch als eine Anweisung gedacht sein kann. Weder über die Zeit noch über die Wichtigkeit wird eine Aussage gemacht. Der Hörer könnte auf diesen Satz mit »Ja« antworten und nichts weiter tun, schließlich ist er grundsätzlich in der Lage die Proben zum Labor zu bringen oder aber sofort loslaufen, da er den Satz als dringliche Aufforderung verstanden hat.

In unserem Unterbewusstsein sind eine Vielzahl von Annahmen, Wünschen und Wahrnehmungen, die wir, wenn wir sie äußern, nur in gekürzter Version wiedergeben. Deshalb reduzieren (digitalisieren) Worte die Information und jeder Mensch interpretiert die Worte anders. Den Begriff »**Digitalisierung**« nutzte Paul Watzlawick, um dieses Phänomen zu verdeutlichen [82]. Das Gesagte ist immer nur die bestmögliche Annäherung an das Gemeinte. Es ist eine »Digitalisierung«, der Versuch, etwas Komplexes mit einfachen Zeichen (Worten) zu übermitteln.

Im ersten Moment denken wir zu wissen, was der andere meint, z. B.: «*Bei uns steht die gute Zusammenarbeit im Vordergrund.*«. Was gute Zusammenarbeit bedeutet wird hier nicht weiter erläutert und jeder versteht etwas anderes darunter. Die eine Person interpretiert: »*Jeder hilft jedem.*«, die zweite Person denkt: »*Wie muss ich mich denn da verhalten?*« und die dritte überlegt: »*Mit wem denn?*«.

Über Verallgemeinerungen werden Wahrheiten kreiert, die über den aktuellen Gegenstand hinausgehen und dazu führen sollen, nicht mehr hinterfragt zu werden. Dabei wird die Subjektivität der Wahrnehmung ausgeblendet: »*Alle auf Station machen das so.*«, »*Jeder macht immer diesen Handgriff zuerst.*«.

Allein durch die Wortwahl werden Rückschlüsse auf die Ernsthaftigkeit der Aussage getroffen. Wenn Ziele nur »vielleicht« und »eigentlich« erreicht werden »sollten«, dann ist eine sehr starke Unverbindlichkeit erkennbar, welche der Hörer mindestens unterbewusst wahrnimmt. Arbeitsanweisungen, die derartige »Weichmacher« enthalten, werden oft nicht vollständig oder nur unzureichend umgesetzt. »Weichmacher« weichen die Aussage auf.

Eine weitere Variante ist der versteckte Widerspruch. Häufig werden Fragen beantwortet mit dem klassischen »*Ja, aber* …« Die zuerst positive Antwort wird dann nachträglich ins Gegenteil verkehrt: »*Mir geht es gut, aber*…«, »*Ich will dir ja nicht wehtun, aber* …«, »*Das ist richtig, aber* …«.

Fazit

- Durch Klarheit Ihrer Wünsche und Absichten sind Sie jederzeit in der Lage, eindeutig und verbindlich auf allen Ebenen zu kommunizieren.
- Je unklarer Sie sind und je mehr Sie offen lassen, desto mehr wird von anderen Personen in Ihre Aussagen hinein interpretiert. Sagen Sie konkret was Sie wollen und wohin es gehen soll: »*Ich schlage vor, dass* …«, »*Ich möchte, dass ab sofort* …«.

Kommunikationsmodell

Die Grundlage des Kommunikationsmodells von Schulz von Thun [68] ist, dass eine Aussage gleichzeitig 4 Aspekte enthält:

- Selbstmitteilung,
- Beziehung,
- Sache,
- Appell.

Der **Selbstmitteilungsaspekt** (Ich-Seite, Persönlichkeit, Inneres, Charakter) drückt etwas über den Sprechenden aus.

Der **Beziehungsaspekt** (Du-Seite, Rollen, Klima, Kontakt) charakterisiert die Beziehung, in der beide Gesprächspartner zueinander stehen.

Der **Sachaspekt** (Inhalt, Sache, Fakten, Thema, Problem) beschreibt einen Sachverhalt, über den der Gesprächspartner informiert wird.

Der **Appellaspekt** (Handlungsaufforderung, Sollen) soll den Zuhörer in eine bestimmte Richtung bewegen.

Zwei Kollegen kommunizieren miteinander quer über den Flur:

Pflegefachkraft Mike Schultz sagt zu seinem Kollegen Fred Meier: »*Du Fred, der Tropf ist durch!*«.

- Selbstmitteilungsaspekt: »*Mir fällt alles sofort auf.*«, »*Ich bin genau.*«.
- Beziehungsaspekt: »*Siehst du das nicht selbst.*« oder »*Das musst du doch sehen.*«.
- Sachaspekt: »*Das Mittel in der Flasche ist leer.*«.
- Appellaspekt: »*Bitte hänge eine neue Infusion an!*«.

Wichtig ist aber: Fred Meier entscheidet selbst, wie er die Nachricht interpretiert.

Der Sender kann darauf keinen direkten Einfluss nehmen. Was der Empfänger aufnimmt, hängt stark von seiner inneren Haltung und der Beziehung zu seinem Kollegen ab. Missverständnisse beruhen oft darauf, dass der Zuhörer auf einen ganz bestimmten Aspekt achtet und dabei den, den der Sender »eigentlich« meint, überhört. Selbst, wenn der Sprecher denkt, er habe sich »deutlich ausgedrückt«, ist es nicht selbstverständlich, dass der Zuhörer dies auch so wahrnimmt.

Im folgenden Beispiel kommuniziert eine Ärztin mit einer Pflegeschülerin im ersten Ausbildungsjahr, die seit einer Woche auf der internistischen Station ist. Die Ärztin berichtet von einem Patienten.

Der Patient stellte sich in einem reduzierten AZ und grenzwertig normalen EZ mit bestehender Belastungsdyspnoe vor. Er berichtete über Dysphasie, zunehmende Übelkeit und zeitweise Emesis. Die Kommunikation mit dem Patienten gestaltet sich wegen einer beginnenden Demenz als etwas schwierig.

Bestimmte medizinische Fachtermini können bei Pflegekräften und insbesondere Pflegeschülern nicht vorausgesetzt werden. Aufgrund der stark ausgeprägten hierarchischen Krankenhausstruktur besteht oft eine zu hohe Hemmschwelle nachzufragen und so Wissenslücken zu offenbaren. Daraus resultierend können häufig relevante Informationen verloren gehen.

Die Kommunikation spielt gerade im beruflichen Alltag von Pflegenden eine wichtige Rolle. Die Qualität der Kommunikation beeinflusst in hohem Maße den Beziehungsprozess zu Patienten, Klinikmitarbeitern und Ärzten [3]. Kommunikative Kompetenzen sind wichtig, um eine gute Pflege bereitstellen zu können [13]. Störungen in der Kommunikation und Interaktion wirken sich daher negativ und belastend auf die Pflege und die Arbeit im Team aus.

Als zusätzlicher Aspekt kommt hinzu, dass neue Mitarbeiter insbesondere in hochspezialisierten Bereichen, wie z. B. im OP, sowohl den Kommunikationsstil der eigenen Berufsgruppe (Gynäkologie, Chirurgie, Anästhesie, HNO etc.) als auch die gegenseitigen Vorurteile übernehmen, um schnell zur Gruppe dazuzugehören. Daraus resultiert eine Konformität und Dauerhaftigkeit der Kommunikationsstile und gegenseitigen Vorurteile. Diese beiden Faktoren erschweren bereits im Routinebetrieb die Zusammenarbeit [51].

Kommunikationsstile

Wir drücken unsere innersten Gefühle über Kommunikation und Körpersprache, gewollt oder ungewollt, aus. In der Interaktion mit Kollegen und Vorgesetzten hat dies einen nicht unerheblichen Einfluss. Unbewusst werden mit jedem Kommunikationsstil bestimmte Absichten verfolgt, z. B. steuern, lenken, einen guten Eindruck machen usw.

Nach Schulz von Thun [69] gibt es 8 Kommunikationsstile, die einen Einfluss auf die Persönlichkeitsentwicklung haben.

dieses Verhalten besonders durch den mangelnden Gebrauch des Wortes »Ich«. Wie bei fast allen Stilen hat der Betroffene einen Schutzschild aufgebaut, um seine inneren Gefühle nicht zu verletzen.

Der mitteilungsfreudig dramatisierende Stil

Ein aufmerksames Publikum ist für den »Mitteilungsfreudig-dramatisierenden« das Wichtigste. Er liebt es, seine Gefühle in besonderer Dramatik offen auszubreiten, um seine Zuhörer zu faszinieren. Der Gesprächspartner wird für diese Zwecke ausgenutzt, da es hier nicht wichtig ist, mit wem man sich unterhält, sondern dass man überhaupt die Gelegenheit hat, sich zu präsentieren und mitzuteilen.

Stimme

Im rechten Ton kann man alles sagen, im falschen nichts. (J.B. Shaw)

Menschen schließen aus der Art der Stimme auf die Emotion des Sprechers [66]. Selbst am Telefon, wenn man den Gesprächspartner nicht sieht, hört man an der Stimme, in welcher Stimmung der andere ist. Daher lautet der erste Merksatz beim Telefontraining: »*Lächeln Sie immer, wenn Sie einen Kunden anrufen, dann klingt ihre Stimme sympathischer.*«.

Physiotherapeut Simon Reinke murmelt mit leiser und vorsichtiger Stimme, welcher Arbeitsablauf geändert werden soll. Reaktion der Kollegen: »*Der steht doch nicht hinter dem, was er sagt.*«.

Stationsleitung Laura Schulenberg erklärt mit klarer, deutlicher und freundlicher Stimme, wer heute welche zusätzlichen Aufgaben übernehmen muss, da eine Kollegin krank geworden ist. Reaktion der Kollegen: »*Da brauchen wir gar nicht mit ihr zu diskutieren.*«.

Nach Stolze ist die Stimme viel mehr als akustisch realisierter Text. Nonverbale Informationen werden durch den Rhythmus, die Melodie und den Klang der Stimme gebildet und geben dadurch das Wollen, das Denken und das Fühlen des Sprechenden bekannt [73].

Achten Sie bewusst auf Ihre Stimme. Wenn Sie gestresst sind oder sich über etwas geärgert haben hat das eine Auswirkung auf Ihre Stimme (zittrig, leise, fahrig, dumpf, aufgeregt, laut, aggressiv). Stimme und Stimmung wirken unmittelbar aufeinander.

Aggressive Menschen sprechen meist sehr laut und oft neigt der Gesprächspartner dazu, sich im Tonfall und in der Lautstärke anzupassen, weil er sonst das Gefühl hat »unterlegen« zu sein. Je nach Situation, kann es sinnvoll sein, bewusst leise zu sprechen. Da ihr Gesprächspartner etwas anderes erwartet, kann dieses ungewohnte Verhalten, diese unerwartete Reaktion dazu führen, dass der aufgeregte Gesprächspartner aus dem Streitgespräch aussteigt und so eine konstruktive Wendung herbeigeführt wird.

Körpersprache

Was jemand denkt, merkt man weniger an seinen Ansichten als an seinem Verhalten. (I. B. Singer)

Das Meiste drücken wir mit der Sprache unseres Körpers aus [44]. Sie ist die älteste Sprache der Welt. Wir kommunizieren auf einem Kanal, der lautlos ist und nur über die visuelle Wahrnehmung verstanden werden kann. Daher ist die Art und Weise wie wir kommunizieren ausschlaggebend und weniger das, was wir kommunizieren. Unsere Körpersprache bestimmt, wie wir bei dem anderen ankommen (◘ Abb. 3.2).

Die Informationsmenge, die nonverbal übertragen wird (Körpersprache und Tonalität) ist erheblich größer als der Inhalt [15]. Alle Gedanken und Emotionen sind untrennbar mit dem Körper als Ausdrucksmittel verbunden. Wir kommunizieren mit unserer Körpersprache wichtige Informationen über unsere innere Haltung und Einstellung. Oft zeigt sich eine Diskrepanz zwischen der gesprochenen Sprache und den körpersprachlichen Signalen, z. B. den Kopf schütteln und »Ja« sagen. Auch ein inhaltlich noch so guter Vortrag wirkt lasch

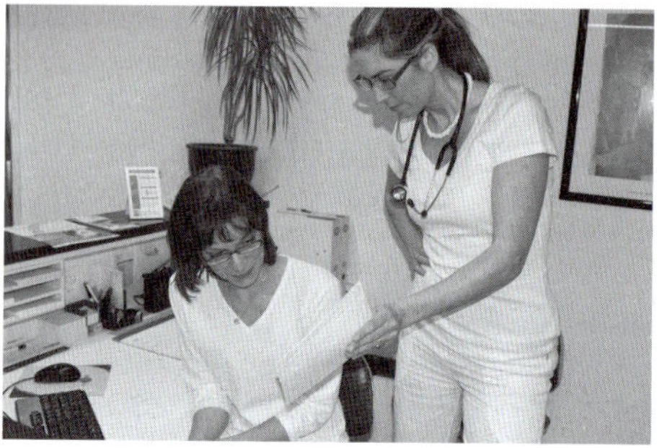

Abb. 3.2. Autoritäre Körpersprache.

und farblos, wenn der Redner unsicher ist und seine Worte leise in Richtung Boden murmelt. Umgekehrt erhöht sich die Authentizität einer Person, wenn alle Signale die gleiche Sprache sprechen, z. B. eine klare Aussage, ein fester Stand und eine ausdrucksvolle Stimme.

Es kommt im Team nicht nur darauf an, was jemand sagt, sondern immer auch darauf, was er dabei macht.

Eine MTA an der Anmeldung in der Radiologie kehrt dem Pfleger, der ihr einen Patienten im Rollstuhl zum Röntgen bringt, den Rücken zu und wirft nur kurz mit den Worten: »*Stell mal darüber!*« einen Blick über die rechte Schulter. Sie zeigt mit ihrer Körpersprache ein deutliches Desinteresse. Diese Interaktion ist auch für den Patienten unangenehm, da er sich in diesem Fall ebenso nicht wahrgenommen und angenommen fühlt.

Unsere Sprache können wir beenden, unsere Körpersprache nicht. Die meisten Körperbewegungen laufen automatisch ab. Sie gelten als weniger durch den Sender kontrollierbar (das Ohrläppchen reiben, erröten, an den Haaren oder am Schmuck fummeln, mit einem Fuß wippen usw.), deshalb wird der Körpersprache, wie Experimente zeigen, mehr Glauben geschenkt als verbalen Botschaften [45]. Die Körpersprache setzt immer vor dem gesprochenen Wort ein [54]. So wird vor einem verbalen Angriff der Kopf nach vorne geneigt, um sich größer zu machen, sich aufzubauen. Auch Abneigung wird deutlich gezeigt, bevor jemand spricht. Der Oberkörper geht nach hinten, die räumliche Distanz wird vergrößert. Das bedeutet, dass wir bevor wir etwas sagen, schon mit dem anderen Menschen kommunizieren und dieser sich bereits seine Meinung darüber bildet.

Die Effektivität und Glaubwürdigkeit unserer Kommunikation ist dementsprechend stark davon abhängig, ob der Empfänger der Botschaft die Möglichkeit hat, unsere Körpersprache als Kommunikationsmedium zu nutzen. Einwände und Bedenken lassen sich in der Regel anhand von körpersprachlichen und sprachlichen Inkongruenzen erkennen. Ein unzufriedener Kollege sagt: »*Ich werde morgen auf Frau Michel zugehen und sie ansprechen.*«, geht aber während er dies sagt, zwei Schritte zurück. Oder der Verwaltungschef sagt: »*Das ist der wichtigste Punkt unserer Vereinbarung.*«, macht aber währenddessen eine abfällige Handbewegung. Je wichtiger die Botschaft ist, desto mehr ist die authentisch wahrnehmbare Körpersprache der Indikator dafür, dass der Hörer die Nachricht in der gewollten Art und Weise empfängt und versteht.

> Eine Überprüfung der Kommunikationswege hat einen dementsprechend großen Einfluss auf den erwünschten Erfolg.

Kommunizieren wir über E-Mail, Brief, Aushänge und SMS, so hat der Empfänger nur den Inhalt für seine Auswertung zur Verfügung. Hierbei entsteht ein maximaler Spielraum für die Interpretationen durch den Empfänger. Ironie, Glaubwürdigkeit, Sicherheit und Dringlichkeit bleiben rein der Interpretation des Empfängers überlassen. Bei der Kommunikation mit der Sprache, d. h. per Telefon, ist ein weiterer Weg freigeschaltet und der Hörer kann das Gesagte mit dem Klang der Stimme zusätzlich abgleichen. Im ersten Fall wären es nur die 7%, die die Kommunikation ausmachen und im zweiten Fall (Inhalt & Stimme) wird immerhin 45% erreicht. Das bedeutet, dass nicht einmal die Hälfte der »Kommunikationspower« ausgenutzt wurde. Erst durch das Hinzunehmen der Körpersprache, das Erscheinen oder das persönliche Gespräch, erhält die Kommunikation ihre volle Kraft.

Berührungen

Berührungen werden als Zeichen von Freundlichkeit angesehen. Wenn Menschen berührt werden, sind sie eher bereit, ihre persönlichen Gefühle mitzuteilen [24]. Wenn chirurgische Patientinnen von einer Pflegerin angefasst werden, die ihnen ihre Operation erklärt, weisen diese Patientinnen weniger Angst auf – was sich sowohl in ihren verbalen Reaktionen als auch in ihren Blutdruckwerten zeigt, die vor und nach der Operation gemessen werden. Sie machen sich geringere Sorgen über postoperative Komplikationen als Patientinnen, die nicht berührt werden, obwohl die von der Pflegerin gegebenen verbalen Erklärungen identisch sind [24].

Im Klinikalltag werden Berührungen oft intuitiv zur richtigen Zeit von den Pflegenden und den Ärzten eingesetzt (trösten, in den Arm nehmen, am Oberarm berühren, den Kopf halten, die Hand streicheln). Junge Ärzte berichten, dass sie mitunter unsicher sind, ob es »richtig« bei den Kollegen ankommt, wenn sie spontan einen Patienten mit einer Berührung trösten. Sie unterdrücken in diesen Situationen den intuitiven Impuls, um vor den Kollegen nicht »sentimental« zu erscheinen.

Prof. D. Grönemeyer zeigt in seinem Buch »Mensch bleiben« auf, wie wichtig es ist, Qualitäten wie Trost, Mitgefühl, Nähe und Liebe in seiner ärztlichen Praxis Raum zu geben. Mehr Menschlichkeit, den Patienten mit allen Sinnen anzusprechen und auch einmal in den Arm zu nehmen hat positive Auswirkungen [24].

Schon im ersten Arzt-Patienten-Kontakt kann allein durch den Händedruck und einen offenen und freundlichen Blick viel Positives erreicht werden, nämlich eine Reduktion von Angst und Unsicherheit (▫ Abb. 3.3; Top im Job: Wie bitte?).

Blickkontakt

Ein Blick sagt mehr als tausend Worte.

Der Blick ist eines der häufigsten und wirksamsten nonverbalen Signale.

❯ Blickentzug ist Kommunikationsentzug.

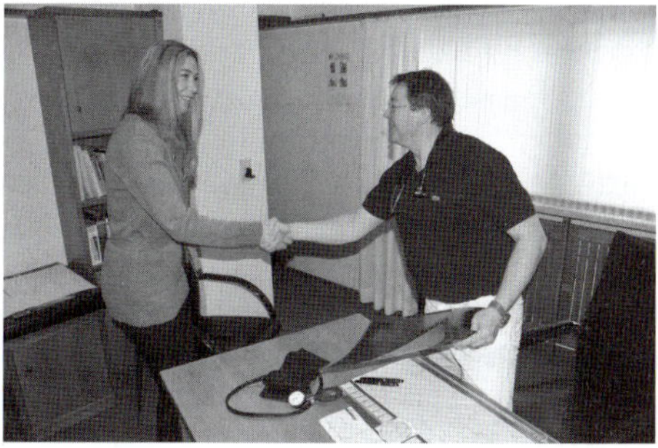

Abb. 3.3. **Patienten offen und freundlich empfangen.**

Blickkontakt gilt als Zeichen der Anziehung und ruft Sympathie und Hilfsbereitschaft hervor. Ein offener und ruhiger Blick weckt Vertrauen. Personen, die den Blickkontakt meiden, werden als schüchtern und unsicher beschrieben. An die Decke schauen drückt Missbilligung aus, demonstratives Wegschauen signalisiert Langeweile und auf den Boden schauen steht als Zeichen von Unsicherheit. Anstarren und »bohrende Blicke« sind für einen guten Gesprächsverlauf nicht förderlich und werden als aufdringlich und unangenehm empfunden. Ein längerer Blickkontakt wird häufig sogar als Bedrohung angesehen [42]. Blickkontakt hat eine Art Verstärkerfunktion, die mein Gegenüber aktiviert, etwas zu tun.

In einer kniffeligen Situation einem jüngeren Kollegen mit den Augen zu signalisieren »*Du schaffst es!*« gibt Mut und Vertrauen.

Während der Visite der Kollegin durch einen bestimmten Blick signalisieren »*Wir müssen draußen noch etwas besprechen, nicht hier vor dem Patienten.*«.

In Teambesprechungen ist es wichtig, dass der Teamleiter immer wieder freundlich einen Blick »in die Runde« wirft, um die Gesamtstimmung aufzunehmen. Außerdem fühlen sich dann alle angesprochen und beachtet. Das ist ein Zeichen von Wertschätzung.

3.3 Verhalten

»Man kann sich nicht nicht-verhalten«. (P. Watzlawick)

Verhalten bezeichnet das, was an einer Person von außen beobachtet werden kann. Typische Verhaltenselemente sind Körperhaltung, Gesten, Worte, die Art des Redens, das Handeln, Bewegungen. Wird ein Verhalten immer wieder gezeigt, reden wir von einem **Verhaltensmuster**. Das Verhaltensmuster ist die konstante Reaktion und Aktion eines Menschen und wird in unterschiedlichen Situationen gezeigt. Die meisten Verhaltensmuster werden in früher Kindheit erlernt und enthalten z. B. Muster für Ablehnung, Veränderung und Anerkennung, die dann später automatisch gezeigt werden. Menschen greifen auf alte Verhaltensmuster und Strategien zurück (»*Damals konnte ich Vater auch immer charmant um den Finger wickeln.*«, »*Mit Schreien habe ich immer alles bekommen.*«), ohne zu prüfen, ob das für die aktuelle Situation überhaupt passend und angebracht ist. Auch in der Kommunikation mit anderen werden unsere Wertvorstellungen und zusätzlich viele erlernte Beziehungsmuster aus der Vergangenheit aktiviert (»*Zuhause durfte ich auch nie ausreden.*«, »*Bei uns wurde nie diskutiert.*«). Somit reagieren Menschen gleich, ob es in der Kinderzeit die Ablehnung von der Mutter war oder später die Ablehnung durch die Vorgesetzen ist [61].

In der Familie werden die ersten Teamerfahrungen gemacht. Das Verhalten der Eltern, Großeltern, Geschwister und weiterer Bezugspersonen bietet dem Kind ein Modell für sich selbst. Die Wahrnehmung von Personen, die als Modell (Modelle) dienen und ihr Verhalten (Modellverhalten) leiten unser Verhalten [5]. Das gesamte Verhalten von Bezugspersonen bildet das Muster ab, welche das Kind für sich interpretiert und übernimmt. Dadurch werden die Grundlagen dafür gebildet, wie man in der Welt mit anderen umgeht und wie man etwas macht (▫ Abb. 3.4). Nach Lipton [38] sind diese Verhaltensweisen im Unterbewusstsein gespeichert und werden durch entsprechende Reize gewohnheitsmäßig abgerufen. Sie wirken oft wie »Trigger«, so als hätte man bei der betreffenden Person »einen Knopf« gedrückt. Dadurch

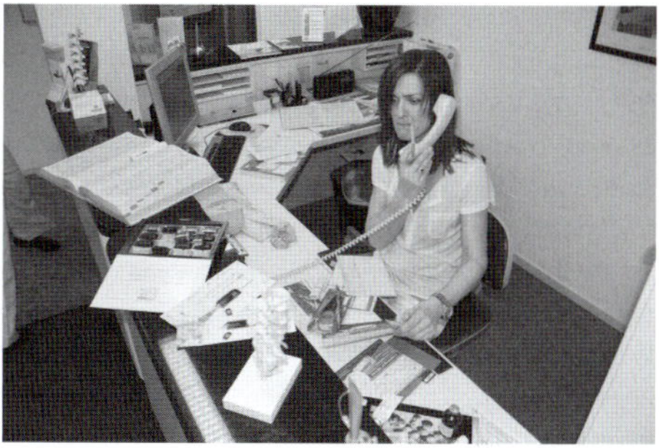

Abb. 3.4. Chaotischer Arbeitsstil.

wiederholen sich die Verhaltensmuster für soziale Beziehungen, die in der Familie erlernt wurden, unbewusst in anderen Gruppen (Arbeitsstelle, Gremien, Vereine etc.).

Die medizinische Fachangestellte Kerstin Schwarz kommt aus einer total chaotischen Familie, in der alles sehr großzügig und spontan gehandhabt wurde.

Die medizinische Fachangestellte Christa Ottken ist sehr pedantisch und plant gerne im Voraus. In ihrer Familie wurde peinlichst genau auf Ordnung und Gewissenhaftigkeit Wert gelegt.

Kerstin Schwarz reagiert auf Christa mit den Worten: »*Die redet ja mit mir wie meine Lehrerin.*« und rebelliert gegen Christa Ottken wie ein Teenager. Christa Ottken hingegen sagt: »*Mit so einer Chaotin kann ich nicht zusammen arbeiten, die weiß ja gar nicht, wo vorne und hinten ist.*« und macht alles selbst, denn sie traut Kerstin Schwarz nichts zu.

Nach Lipton [38] können diese unterbewusst ablaufenden Verhaltensmuster verändert werden. Dazu müssen Sie ein Verhalten bewusst überdenken, um es dann zu unterbrechen und eine neue Reaktion zu entwickeln. Dies setzt bewusstes Handeln voraus, ansonsten läuft nur das unterbewusste Programm ab. Das wird im folgenden Beispiel noch einmal deutlich.

Herr Bäumer (Abteilungsleiter in der Klinikverwaltung) merkt, dass ihm die Arbeit über den Kopf zu wachsen beginnt. Er denkt daran, einiges an seine Kollegin Frau Hausmann zu delegieren. Beim letzten Mal reagierte Frau Hausmann jedoch sehr ungehalten, als er ihr eine Aufgabe übertrug. Zudem enthielt die fertige Arbeit drei Fehler. Wie soll er sich verhalten?

Wenn er ihr die Aufgabe überträgt, riskiert er, dass sie wieder unwirsch reagiert und auch wieder Fehler macht. Deshalb entscheidet er sich (ein altes Verhaltensmuster greift): »*Bis ich das jetzt lange erklärt habe, mache ich es doch gleich selbst.*«. Den inneren Konflikt löst Herr Bäumer auf die gewohnte Weise, indem er die Aufgabe selbst erledigt. Er meidet die Aussprache mit Frau Hausmann, delegiert die Aufgabe nicht und gerät somit noch mehr unter Zeitdruck.

Der innere Konflikt und die bewährte symptomatische Lösung sind meist viel stärker als die Vernunft. Solche Verhaltensmuster sind bei vielen Menschen stark ausgeprägt und rationaler Einsicht selten zugänglich. Ein ausgeprägtes Harmoniebedürfnis (Vermeiden der Aussprache mit der Kollegin), hohe Anforderungen an die eigene Person, Leistungsorientierung mit perfektionistischen Tendenzen (ich muss es selbst machen, das kann ich nicht delegieren) und ein ausgeprägtes Verantwortungsgefühl wirken in Verbindung mit zunehmenden Arbeits- und Zeitdruck auf Dauer belastend. Dieses Verhalten führt bei Leitungskräften allmählich zu einer ständigen Überforderung, die im Extremfall im Burnout endet (▶ Top im Job: Nicht ärgern, ändern).

Der Begriff Burnout (engl »to burn out«, ausbrennen) wird als Zustand seelischer, geistiger und körperlicher Erschöpfung beschrieben. Ende der 1960er Jahre wurde zunächst der Begriff »Flame-out« benutzt. Der Psychoanalytiker H. Freudenberger hat 1974 den Begriff Burnout geprägt und für helfende Berufe wie Ärzte, Pfleger, Rettungspersonal, Sozialarbeiter und Erzieher verwendet. Bei diesen Berufsgruppen beobachtete er relativ häufige Krankschreibungen und Frühverrentungen nach einem »Ausbrennen« durch besonders hohe Arbeitsbelastung bei besonders hohem Engagement [20].

Auch Angst kann dazu führen, dass alte Verhaltensmuster aus der Kindheit aktiviert werden. Wenn Menschen sich in ihrem Selbstwert bedroht fühlen, reagieren sie oft mit Angst [62]. Unbewusste Notprogramme werden ausgelöst. So kann es passieren, dass eine Person plötzlich »losheult« und die Teambesprechung verlässt. Verhaltensmuster laufen ab, mit denen die Person als Kind erfolgreich war, in dem angesprochenen Fall also wie als kleines Kind hilflos fortlaufen. Angst tritt immer dort auf, wo wir uns in einer Situation befinden, der wir nicht oder noch nicht gewachsen sind [57].

3.4 Stress

Es gibt nichts, das an sich gut oder schlecht wäre, nur das Denken macht es so. (W. Shakespeare)

Tagtäglich sprechen Menschen von Stress und selten von Freude und Begeisterung (▶ Top im Job: Nicht ärgern, ändern). Oft hören wir Sätze wie: »*Ich bin so gestresst.*« oder »*Lass uns später telefonieren, ich stehe gerade so unter Stress.*«. Menschen sprechen auch von »Freizeitstress« (»*Das ganze Wochenende ist schon verplant, ich habe nur noch Stress*«). Im Berufsalltag wird der Begriff Stress sogar für die Beschreibung von Abteilungen oder Stationen verwendet: »*Die Station 7 ist eine absolute Stressstation, pass auf, dass du da nicht hinkommst!*«.

Der Stress im Pflegebereich führt potenziell zu enormen Belastungen in finanzieller und menschlicher Hinsicht. Pflegekräfte, die am häufigsten Konflikten ausgesetzt sind, leiden auch am häufigsten unter Burnout-Erscheinungen [27]. Durch Fehlzeiten entstehen hohe Kosten und oft kommt es auch zu einer Überlastungen der anderen Mitarbeiter, die die Arbeit übernehmen müssen, bis ein adäquater Ersatz gefunden ist.

Stress
Stress ist die nichtspezifische Reaktion des Körpers auf jegliche Anforderungen, die an ihn gestellt werden, sei nun die Anforderung angenehm oder nicht [70].

Eine Stressreaktion ist immer ein subjektiver Zustand einer Person, der aus der Annahme besteht, dass eine stark negative, zeitlich nahe Situation mit großer Wahrscheinlichkeit nicht vermieden werden kann. Dabei geht die Person davon aus, dass sie nicht in der Lage ist, die Situation positiv zu beeinflussen oder zu bewältigen. Dies ist unabhängig davon, ob es sich dabei um eine Über- oder Unterforderung handelt. Beide Situationen empfinden die Personen negativ und auf Dauer als Stress. Für den einen Menschen ist die Arbeit in der Notaufnahme erfüllend, für den anderen belastend. Stress setzt einen Automatismus in Gang. Dieser Automatismus heißt Denken und Interpretieren. Es ist immer die individuelle Bewertung, die entscheidet, wann eine Person Stress empfindet. Mit positiven Gedanken und Gefühlen an ein zukünftiges Ereignis heranzugehen wirkt dagegen förderlich. Positive Gefühle bestechen besonders durch ihren Langzeitnutzen. Sie wirken sich positiv auf die körperliche Gesundheit aus, indem sie Stressreaktionen mildern und diese schneller abbauen. Außerdem wirken sie wie ein Puffer gegen zukünftigen Stress [18].

Pflegeschülerin Marie Schultze kommt völlig abgehetzt und gestresst gerade noch rechtzeitig zur Dienstbesprechung. Auf dem Weg zur Arbeit hat sie ihre Geldbörse mit allen wichtigen Papieren verloren. Ohne nachzufragen, warum sie so spät kommt, sagt eine Kollegin im scharfen Tonfall zu ihr »*Wir beginnen hier pünktlich, das gilt auch für Sie!*«. Bevor Marie Schultze antworten kann, werden gleichzeitig zurückliegende Fehler von ihr »aufgewärmt«. Die Situation ist angespannt und wird nicht weiter geklärt, der Dienst beginnt.

Das Verhalten der Kollegin wird verständlich, wenn man betrachtet, was vor zwei Wochen geschah. Marie Schultze hatte einen Patienten auf den Nachtstuhl gesetzt und vergessen ihm die Klingel hinzulegen. Der Patient saß über eine Stunde auf dem Stuhl, sodass sich bereits rote Streifen auf seinem Gesäß abzeichnet hatten. Ein solches Verhalten ist in den Augen der Kollegin unentschuldbar. Mit dem Zuspätkommen wird die Unzuverlässigkeit der Pflegeschülerin in den Augen ihrer Kollegin bestätigt. Auf ein Nachfragen wird verzichtet, die negativen Ge-

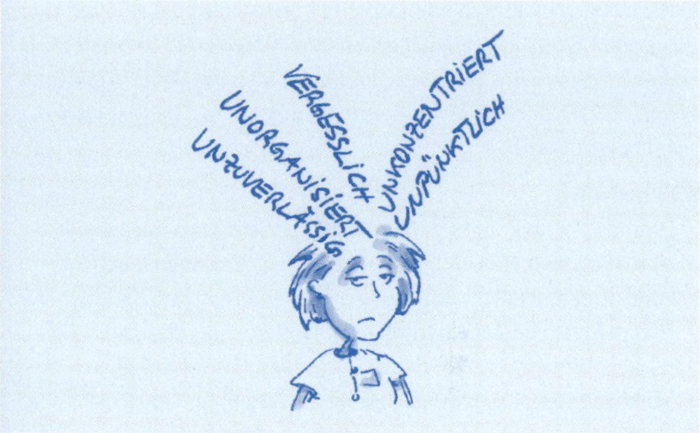

Abb. 3.5. Meinungsbildung durch die eigenen Gefühle.

fühle der Vergangenheit stehen im Vordergrund und die Vormeinung wird durch den aktuellen Vorfall bestätigt (Abb. 3.5).

Gerade unter Stress nehmen wir negative Verhaltensmuster an Kollegen bevorzugt wahr. Man spricht hier auch von selektiver Wahrnehmung [34]. Wenn wir uns das nicht bewusst machen, dann werden wir tatsächlich überwiegend die Verhaltensweisen wahrnehmen, die uns am anderen ärgern. Hinzu kommt, dass wir in Stresssituationen dazu neigen, weniger wahrzunehmen als in stressfreien Situationen. Das betrifft die Bereiche wahrnehmen, denken, fühlen, wollen und handeln [29].

Unter Stress wird die Atmung kurz und flach, es wird in der oberen Brust geatmet und nicht im Zentrum (Bauchatmung). Die Atmung ist unruhig, verzögert und verklemmt. Auch die Muskeln im Gesicht und Nacken sind angespannt. Die Sehfähigkeit ist verengt, der Blick oft hart (große starrende Augen). Gefühle werden abgeblockt, Angst und Furchtgefühle dominieren und ein emotionaler Verlust an Kontrolle wird beschrieben. Informationen werden übersehen oder nicht beachtet, die Fehlerhäufigkeit nimmt zu, es passieren viele Flüchtigkeitsfehler. Oft werden unter Stress schnelle und einfache Lösungen bevorzugt, eine Reflexion findet nicht mehr statt. Die Problemsicht wird vereinfacht, inadäquate Entscheidungen und Lösungen sind die Folge. Auch die Flexibilität und Kreativität gehen oft verloren (»*Ich kann gar nicht mehr klar denken.*«, »*Ich habe keine einzige Idee, wie das funktionieren könnte.*«). Der Redefluss ist unterbrochen (stottern, hastig sprechen, sich überschlagen).

Praxistipp

Wenn Sie unter Stress geraten und vielleicht auch noch in der Situation sind, den Raum nicht verlassen zu können (auch auf- und abgehen entspannt), atmen Sie bewusst in den Bauch, in die Körpermitte und lösen somit die blockierte Energie. Legen Sie dazu ihre Hand auf den Bauch und spüren Sie ihren Atem. Schließen Sie, wenn möglich, kurz die Augen und entspannen Sie ihr Gesicht, speziell ihre Stirn und ihren Unterkiefer.

Auch folgende Methode kann im Alltag leicht eingesetzt werden, um z. B. vor oder nach einer Operation, nach langer Bildschirmarbeit, vor Prüfungen oder bei Aufgaben, bei denen es auf das präzise Entdecken von Details ankommt, einfach zu entspannen und die Augen zu entlasten.

Praxistipp

Entspannen Sie die Augen und kommen Sie zur Ruhe:

Reiben Sie ihre Handflächen dreißig Sekunden aneinander und legen Sie diese auf ihre geschlossenen Augen. Decken Sie die Augen mit den gewölbten Handflächen ab und achten Sie darauf, dass Sie Ihre Lider nicht berühren. Schon nach ein paar Sekunden werden Sie eine angenehme Ruhe empfinden. Lassen Sie ihre Hände dort, solange Sie möchten, 3–5 Minuten sind optimal. Sie werden schon nach der ersten Anwendung spüren, wie schnell der Stress nachlässt und sich Ihre Augen entspannen.

Auch Entspannungsmethoden wie das autogene Training nach Schultz, die progressive Muskelrelaxation nach Jacobsen, verschiedene Meditationstechniken und auch Yoga und Sport sind hilfreich. Die meisten Entspannungsverfahren sind leicht zu erlernen und einfach in der Durchführung. Alle Entspannungstechniken haben gemeinsam, dass sie Stressreaktionen lindern, die Erholung und Regeneration fördern und Adrenalin abbauen. Sie fördern die Konzentration, die Körperwahrnehmung und das Körperbewusstsein, wenn sie regelmäßig angewendet werden.

3.5 Positives Denken

Eines Tages besucht ein Hund den Tempel der tausend Spiegel. Er steigt die hohen Stufen hinauf, betritt den Tempel, schaut in die tausend Spiegel, sieht tausend Hunde, bekommt Angst und knurrt. Mit gekniffenem Schwanz verlässt er den Tempel in dem Bewusstsein: Die Welt ist voller böser Hunde. Kurze Zeit später kommt ein anderer Hund in den gleichen Tempel, auch er steigt die Stufen empor, geht durch die Tür und betritt den Tempel der tausend Spiegel. Er sieht in den Spiegeln tausend andere Hunde, freut sich darüber und wedelt mit dem Schwanz. Tausend Hunde freuen sich mit ihm und wedeln zurück. Dieser Hund verlässt den Tempel in dem Bewusstsein: Die Welt ist voller freundlicher Hunde. (aus Indien)

Eine positive mentale Einstellung beeinflusst Ihr Verhalten und entsprechend Ihrer Einstellung werden Sie auch von den anderen Teammitgliedern wahrgenommen. Mit positiven Gedanken werden positive Gefühle erzeugt. Wir reagieren auf andere Menschen so sensibel, dass sie häufig selbst dann einen beträchtlichen Einfluss auf unser Verhalten ausüben, wenn es gar nicht in ihrer Absicht steht. Den Effekt, den die Gegenwart anderer auf uns hat, nennt man soziale Verhaltensförderung (»social facilitation«; [88]).

Die Pflegeschülerin Miriam Hoffmann beschreibt ihre Stationsleitung *»Frau Sand reißt durch ihre fröhliche und positive Art immer alle mit, es macht Spaß auf der Station zu arbeiten, egal wie viel zu tun ist.«*.

Eine negative Stimmung ist immer eine Folge einer bestimmten Art zu denken. Negative Einstellungen und Emotionen wie Ärger, Angst,

Schuld, Eifersucht oder Neid sind Gründe für Versagen und Unzufriedenheit. Sie rauben Energie und Freude für die tägliche Arbeit. Negative Gedanken gehen uns länger und ausführlicher durch den Kopf (»*Wie konnte das passieren?*«), wir können uns nicht mehr so gelassen auf andere Dinge konzentrieren und uns unterlaufen schneller Fehler. Es bildet sich eine Abwärtsspirale negativer Einstellungen und Emotionen (»*Ich schaffe das bestimmt nicht.*«, »*Das wird schwierig.*«, »*Andere schaffen das mit links.*«, »*Ob das gut geht?*«).

Da es sich jeweils um eine Annahme hinsichtlich Ihrer Zukunft handelt, macht die Einstellung klar welche negative Erwartung Sie haben. Annahme bedeutet, dass die Erwartung noch nicht eingetreten ist – wir rechnen nur damit, dass dies so geschieht. Unsere Wahrnehmung richtet sich nach all unseren Annahmen aus. Machen Sie sich derer bewusst und prüfen Sie, ob es positive Annahmen geben könnte.

Praxistipp

Plus-Minus-Übung: Bitte notieren Sie zehn Annahmen über eine zukünftige Situation, vor der Sie Angst haben. Differenzieren Sie bitte in positive und negative Annahmen. Sollten Sie negative Annahmen haben, suchen Sie eine positive Annahme dazu oder finden Sie eine Situation, wo diese negative Annahme nützlich und förderlich ist.

Positives Denken ist deshalb wirksam, weil die Menschen, die positiv denken, sich mit dem beschäftigen, was sie erreichen wollen. Sie richten ihre Gedanken auf das, was sie sich wünschen und bewegen sich darauf zu (»*Was andere schaffen, schaffe ich auch.*«, »*Sicherlich geht es gut.*«). Unsere Stimmung bestimmt in entscheidender Weise mit, was wir wahrnehmen und wie wir uns verhalten. Wenn wir verärgert sind, fallen uns in einer Teambesprechung die besten Argumente nicht ein. Im Auto, auf dem Weg nach Hause, wenn wir im entspannten Zustand sind, haben wir dann oft kreative Einfälle und gute, passende Antworten. Wenn wir uns gut fühlen, lassen wir uns eher auf unser Gegenüber ein und haben kreative Ideen.

Positives Denken und positive Gefühle erweitern den Wahrnehmungshorizont. Unter dem Einfluss guter Gefühle sind die Menschen wacher und aufmerksamer. Fredrickson [18] konnte in ihren Untersuchungen nachweisen, dass positive Gefühle den Aufbau und die Pflege sozialer Beziehungen und Bindungen begünstigen. Sie fördern das Lernen, die Kreativität und alle Intelligenzleistungen, die Problemlösungen auf einem höheren Niveau erlauben. Sie wirken sich positiv auf die körperliche Gesundheit aus. Stressreaktionen werden gemildert und schneller abgebaut. Sie verbessern die Qualität unserer psychischen Fähigkeiten, wie Resilienz (Widerstandskraft), Zielgerichtetheit und Optimismus, und sie festigen die Identität. In weiteren Untersuchungen zeigte Fredrickson [19], dass sich positiv gestimmte Menschen mit anderen Menschen wesentlich enger verbunden fühlen und sich hilfsbereiter verhalten. Dieser Effekt konnte in den unterschiedlichsten Kulturkreisen nachgewiesen werden.

Fazit
- Unsere Wahrnehmung wird von unseren Vorerfahrungen und Vorannahmen geprägt.
- Uns unterlaufen Fehler in der Personenwahrnehmung.
- Kommunikation ist mehr als die Übermittlung von Worten.
- Dem nonverbalen Verhalten wird mehr geglaubt.
- Alte Verhaltensmuster stehen uns oft im Weg.
- Wir werden nicht als »Stressmensch« geboren.
- Positives Denken und positive Gefühle erweitern den Wahrnehmungshorizont.

Wie entwickelt sich ein Team

Wenn du schnell gehen willst, gehe alleine. Doch wenn du weit gehen willst, gehe mit anderen. (aus Afrika)

Wenn Menschen zusammen arbeiten, bildet sich fast automatisch eine Teamstruktur heraus. Das Team hat ein gemeinsames Ziel oder Aufgabe und entwickelt eine eigene Kultur. Durch die Zusammenarbeit soll mehr entstehen, als durch die Addition von einzelnen Leistungen. Um ein Team zusammen zu stellen, ist es daher notwendig, die Besonderheiten und Anforderung an die Gruppe genau zu definieren. Unter Teamentwicklung fallen alle Maßnahmen, die sich auf die Faktoren konzentrieren, die eine fachlich gute und menschlich angenehme Zusammenarbeit fördern, z. B. die Förderung des »Wir-Gefühls« oder die Aufhebung von teamstörenden Verhaltensweisen. Teamentwicklung ist ein Veränderungsprozess, an dem die Teammitglieder wachsen und sich entwickeln können.

4.1 Teamzusammenstellung

Anforderung an die Teammitglieder

Das Festlegen von Kriterien (Anforderungsprofil), die für die Arbeit bzw. die Position bedeutsam sind und eine präzise Stellenausschreibung müssen an erster Stelle stehen, wenn ein Team zusammengestellt werden soll.

› Die Auswahl der Teammitglieder sollte nach der fachlichen Qualifikation, der Persönlichkeit und der Teamfähigkeit erfolgen.

Formale **Qualifikationsmerkmale**, wie Grad der Ausbildung, Berufserfahrung und spezielle Fachkenntnisse lassen sich relativ schnell erfassen.

Personenmerkmale, wie z. B. Durchsetzungsstärke, soziale Kompetenz, emotionale Stabilität usw. können mit Hilfe von Arbeitsproben,

Rollenspielen, Persönlichkeitstests, Assessment-Center und Einstellungsinterviews erhoben werden. Intelligenztests, Leistungstests (Konzentrationsfähigkeit, Arbeit unter Zeitdruck, Daueraufmerksamkeit, Problemlösefähigkeit) und Stressinterviews können die Auswahl ergänzen.

Auf die **Teamfähigkeit** ist ein besonderes Augenmerk zu legen, ein überzeugter Einzelkämpfer mit extrem dominantem Auftreten kann unter Umständen mit der Teamleitung konkurrieren. Achten Sie auch auf die Sprache des Bewerbers. Spricht er davon, dass er in der alten Abteilung immer alles »*durchgeboxt*« hat oder »*das Leben ein Kampf ist*« kann sich diese innere Einstellung im zukünftigen Team negativ auswirken. Deshalb ist immer zu prüfen, ob das Teammitglied mit der vorherrschenden oder gewollten Führungsart (z. B. autoritär, demokratisch, »laissez faire«) zu recht kommt.

Die Teamzusammensetzung kann vom völlig homogenen Team bis hin zum Team mit ganz unterschiedlichen Persönlichkeiten variieren. Andersartigkeit kann ein Team beleben, denn dadurch ergänzen sich die einzelnen Mitglieder in den unterschiedlichen Bereichen. So gibt es Teammitglieder, die die Fachkompetenz in den Vordergrund stellen, andere das soziale Gefüge. Sie kümmern sich um die Stimmung und den Zusammenhalt im Team. Auch die Kreativen im Team sind wichtig, sie finden oft schnell Lösungsstrategien für anstehende Aufgaben oder Probleme. Häufig ergänzen sich die Teammitglieder gegenseitig und erzielen dadurch Synergieeffekte. Jedoch sind nicht nur Unterschiede sondern auch Gemeinsamkeiten wichtig. Dazu gehört auf jeden Fall eine positive Einstellung zur Teamarbeit, zur Zielerreichung und zur Aufgabenerfüllung.

> Wenn Sie in neues Team zusammenstellen investieren Sie immer in die Personalauswahl, das macht sich später bezahlt.

Achten Sie bei der Personalauswahl auch auf Ihr Gefühl und vertrauen Sie Ihrer Intuition (»*Hätte ich mich doch im Einstellungsgespräch schon auf mein Gefühl verlassen, ich habe doch geahnt, dass mit der Person etwas nicht stimmt.*«).

Allgemeine Arbeitsstile und Teamrollen

Verschiedene Menschen bevorzugen unterschiedliche Arbeitsstile [41]. Jeder hat eine andere Herangehensweise an Aufgaben. So, wie jemand die Tageszeitung von hinten nach vorne liest und am Ende auch alle wesentlichen Informationen erfasst hat, gehen Menschen auch unterschiedlich an die Arbeit und die Lösung von Aufgaben heran. Oft kristallisieren sich schnell bestimmte Arbeitspräferenzen im Team heraus, die die Mitglieder aufgrund früherer Erfahrungen und ihrer Persönlichkeit übernehmen.

Arbeitspräferenzen

Im Umgang mit anderen Personen – extrovertiert oder introvertiert?

Anna ist ein extrovertierter Mensch, der sich gerne mit anderen trifft, um ihre Ideen zu besprechen. Sie entwickelt ihre Gedanken oft, während sie mit den anderen spricht. Außerdem arbeitet sie gern an mehreren Aufgaben gleichzeitig und meldet sich bei Besprechungen oft zu Wort.

Helene ist eher introvertiert. Sie denkt anstehende Fragen und Arbeiten zunächst selbst durch, bevor sie in den Austausch geht. Sie möchte in Gesprächen genau und fundiert Stellung nehmen können. Sie konzentriert sich lieber auf eine Aufgabe und hält sich bei Besprechungen im Hintergrund.

Bei der Informationsbeschaffung – praktisch oder kreativ?

Andreas ist ein praktisch orientierter Mensch, der immer alle Daten und Fakten zusammen hat. Er besorgt sich systematisch Informationen für eine konkrete Aufgabe. Andreas bevorzugt bewährte Ideen und Fakten und widmet Details große Aufmerksamkeit. Er hält sich an Pläne und Vorgaben, Routinearbeit liegt ihm.

Patrick ist ein kreativer Informationssammler. Er ist zukunftsorientiert und hält permanent nach neuen Möglichkeiten und Ideen Ausschau. Vielschichtige Probleme liegen ihm und er sucht nach neuen Ansätzen. Routinearbeit langweilt ihn.

Beim Treffen von Entscheidungen – analytisch oder begründet auf Überzeugungen?

Johanna ist eher auf die Aufgabe fixiert und liebt Analysen und Klarheit. Sie sucht nach Lösungen, die sich eignen, die angestrebten Ergebnisse zu optimieren. Sie entscheidet unabhängig und kühl.

Für Maria steht der Mensch und nicht die Aufgabe im Vordergrund. Sie trifft ihre Entscheidungen oft intuitiv und aufgrund ihrer persönlichen Werte. Maria ist engagiert, liebt Harmonie und ist eher menschenbezogen.

Bei der Arbeitsorganisation – strukturiert oder flexibel?

Jan hält jeden Termin ein, er geht strukturiert vor und ist immer gut organisiert. Er bevorzugt klare und sauber gegliederte Organisationsstrukturen, um schnell zu handeln und Probleme zu lösen.

Sven reagiert flexibel und offen auf neue Informationen, verwirft Pläne und hält Termine nicht immer ein. Er ändert seine Meinung schnell, wenn neue Informationen auftauchen. Sven fühlt sich auch in der Unordnung wohl, er toleriert unklare Verhältnisse.

> Diese Arbeitspräferenzen sind nicht statisch, es gibt auch Teammitglieder, die sehr flexibel in ihrem Denken und Verhalten sind.

Häufig sind im Team folgende spezifische Rollen besetzt, die sich aus den Arbeitspräferenzen ergeben [41].

Verschiedene Rollen innerhalb des Team

Berater

Der Berater ist jemand, der mit Geduld Informationen beschafft und diese allgemein verständlich aufbereitet. Er nimmt sich viel Zeit, um Entscheidungen gut vorzubereiten, die andere zu treffen haben. Diese Entscheidungen überlässt er auch gern den anderen, er persönlich möchte sie nicht treffen.

Innovator

Der kreative Innovator stellt Bestehendes infrage. Dazu denkt er intensiv über neue Wege und Methoden nach. Er ist flexibel, experimentierfreudig und arbeitet gern selbstständig. In hierarchiebetonten, konservativen Firmen kann er als Querdenker leicht anecken, könnte jedoch gerade dort von hohem Nutzen sein, weil er Zukunftschancen erkennt und benennt.

Promoter

Der Promoter ist ein kontaktfreudiger, extrovertierter Typ, der gern Ideen aufnimmt und dafür Verbündete sucht. Er mag vielfältige, aufregende und stimulierende Aufgaben. Er ist weniger detailorientiert und interessiert sich eher für das große Ganze. Er kennt viele Menschen und ist ein guter Kommunikator.

Entwickler

Er ist derjenige im Team, der sich bemüht, Ideen zu verwirklichen. Der Entwickler prüft, ob Vorschläge realisierbar sind. Als objektiv denkender Realist würdigt er zwar das Kreative an Ideen, fragt aber eher danach, ob sie umsetzbar sind.

Organisator

Der Organisator gestaltet gerne die Dinge und organisiert Abläufe. Für ihn gilt: »*no problems, only opportunities*«. Als »Troubleshooter« ist er für das Team unentbehrlich. Er ist entscheidungsfreudig, bringt Prozesse in Gang, kann drängen und hat immer das Ziel im Blick. Dabei kann er jedoch Gefühle von anderen leicht übersehen.

Umsetzer

Die Rolle des systematischen Umsetzers besteht darin, das auszuführen, was das Team konzipiert und beschlossen hat. Er liebt Pläne und schätzt Effizienz. Dabei hilft ihm seine Liebe zu Ordnung und Regelmäßigkeit, er lässt Aufgaben nicht gern »in der Luft hängen«. Er ist auch dort, wo es um Routinearbeit geht, zuverlässig und standfest.

Überwacher

Der kontrollierende Überwacher will die Qualität in allen Bereichen gesichert sehen. Er vertieft sich gern ins Detail und sorgt dafür, dass alles seine Ordnung hat. Er fürchtet die Unordnung, sobald Belege fehlen oder Papiere herumflattern. Seine Arbeit verrichtet er überwiegend im Stillen. Er konzentriert sich gern intensiv auf eine Sache. Da er keine Ungenauigkeiten mag, können Konflikte mit denen entstehen, die es damit nicht so genau nehmen. Andere staunen über seine rasche Auffassungsgabe und seinen Sinn für Vollständigkeit.

Stabilisator

Für den unterstützenden Stabilisator sind Werte wichtig. Er engagiert sich für das, woran er glaubt. Zu seiner Aufgabe gehört es, die Gruppe vor Kritik von außen zu schützen, ob berechtigt oder nicht. Er sorgt für das nötige »Wir-Gefühl«. Schwächeren Teammitgliedern greift er gern unter die Arme und sorgt dadurch für Stabilität im Team. Er wird sich eher nicht für eine ausführende Vorgesetztenposition bewerben, da er lieber im Hintergrund wirkt.

Neben diesen Teamrollen gibt es noch eine wichtige Funktion, die von einer oder mehreren Personen ausgefüllt werden kann. Es handelt sich um **»soft skills«**, die im Team verlangt werden. Diese Teammitglieder wirken als Beziehungsgestalter nach innen und als Repräsentanten des Teams nach außen.

Angelika Braun, 34 J., medizinische Fachangestellte in einer großen orthopädischen Praxis: *»Früher war ich im Team immer die »Mutter der Nation«, ich habe alle unterstützt und oft die Arbeit der Kolleginnen mitgemacht. Das hat mich total ausgelaugt und ich war immer die Letzte, die abends die Praxis verlassen hat. Diese Rolle habe ich abgelegt. Heute habe ich ein klares Arbeitskonzept und helfe und unterstütze gerne, wenn ich von den anderen Teammitgliedern darum gebeten werde und es zeitlich passt.«.*

Die Teamrollen sind relativ stabil, können sich jedoch durch neue berufliche Herausforderungen und die persönliche Entwicklung im Laufe der Jahre ändern. Alle Arbeitsstile bzw. Arbeitspräferenzen sind für eine erfolgreiche Teamarbeit nötig [41].

Handlungsspielräume hat einen positiven Einfluss. Wenn der Mitarbeiter die Freiheit hat, seine Handlungen selbst wählen zu können, erzeugt das Interesse und Verantwortungsübernahme. Ohne Vertrauen entsteht keine Motivation, die dauerhaft und belastbar ist.

Teamleitungen, die ihren Teammitgliedern misstrauen, verunsichern die Teammitglieder, das erhöht die Angst und führt zu vermehrten Fehlern [75]. Auch wenn sich die Teammitglieder untereinander vertrauen und sich sicher fühlen, können sie ihre Arbeit effizienter erledigen.

Praxistipp
Lesen Sie als aufgeklärte Führungskräfte doch einmal das Buch: Worauf muss Führung basieren? Vertrauen führt [70].

Konsequenz

Das Verhalten einer Führungskraft muss konsequent und voraussehbar sein. Ist das Verhalten verwirrend und inkonsistent, fällt es Menschen schwer, dem Vorgesetzten zu vertrauen. Mitarbeiter müssen sich darauf verlassen können, dass Vorgesetzte in vergleichbaren Situationen vergleichbar handeln [70].

Fairness

Fairness zählt zu den wichtigsten Führungskompetenzen. Eine Ungleichbehandlung von Mitarbeitern, das Vorziehen von »Lieblingen« ist auf Dauer gesehen ein großer Führungsfehler. Teammitglieder, die sich zurückgesetzt oder unfair behandelt fühlen, sind innerlich aufgewühlt, schalten ab oder rächen sich [56].

Wertschätzung

Das Wertschätzen und Loben von Mitarbeitern muss zu den stärksten Führungsinstrumenten der Personalentwicklung gezählt werden. Obwohl sich diese Methoden sehr bewährt haben, kommen sie im Gesundheitswesen selten zum Einsatz. Gezielte positive Feedbacks motivieren nicht nur Mitarbeiter, sondern schaffen auch ein gutes Arbeitsklima. Einen negativen Effekt hat undifferenzierte Wertschätzung Wenn ein Vorgesetzter z. B. die ganze Person lobt im Sinne von: »*Sie sind meine beste Mitarbeiterin.*« und nicht spezifisches, lobenswertes Verhalten: »*In dieser schwierigen Situation mit Herrn Meyer haben Sie brillant reagiert!*«. Lob und Anerkennung sollten konkrete Leistungsergebnisse hervorheben [48].

Klärung von Erwartungshaltungen

Teamleiter, die ihre Erwartungshaltung ihren Teammitgliedern gegenüber nicht klar formulieren, verunsichern ihre Teammitglieder. Gerade Frauen in Führungspositionen neigen dazu, sich äußerst höflich und vorsichtig auszudrücken. Das birgt ein hohes Potenzial an Missverständnissen. Nicht untypisch für Frauen sind Formulierungen, wie: »*Würden Sie mal wieder bitte bei Gelegenheit* …«. Prägnanter ist der Satz: »*Ich erwarte von Ihnen, das* …«. Dieser Satz klingt zwar härter, schafft aber deutlich mehr Klarheit und dadurch Sicherheit auf Seiten des Teammitglieds.

Vorbild sein

> Eine Führungskraft zeichnet sich durch Glaubwürdigkeit, Integrität und Authentizität aus.

Viele Teammitglieder lernen durch Modelle und imitieren ihre Vorgesetzten häufiger, als diese erwarten würden. Eine Teamleiterin wird z. B. unglaubwürdig, wenn sie von ihren Teammitgliedern Pünktlichkeit verlangt, selbst aber immer zu spät kommt. Eine integere Führungskraft versteht es, das Gesagte mit dem eigenen Handeln in Einklang zu bringen, d. h. zwischen Reden und Tun besteht eine ausgesprochen hohe Übereinstimmung, auch Kongruenz genannt.

Geschlechterspezifische Lernziele

Was Frauen in Führungspositionen im Gesundheitswesen oft noch lernen sollen:

- Understatement überwinden!
- Klarer delegieren!
- Mehr Durchsetzungsvermögen zeigen!

▼

Was Männer in Führungspositionen von Frauen lernen können:
- Transparenter zu kommunizieren.
- Ihre Führung stärker an ihren Mitarbeitern ausrichten.
- Konflikte pro aktiv angehen [77].

Treffen von Entscheidungen

Es ist prinzipiell hilfreich Teammitglieder in bestimmte Entscheidungen mit einzubinden, manche Entscheidungen müssen jedoch allein getroffen werden. Das Treffen von Entscheidungen gehört zu den Hauptaufgaben von Führungskräften [74].

Rationale Intelligenz allein reicht nicht aus

Bisher wurde immer auf die rationale Intelligenz, die Logik, verwiesen. Das reicht im modernen Management nicht mehr aus.

> Heute muss eine Führungskraft über emotionale Intelligenz, moralische Intelligenz und kulturelle Intelligenz verfügen [76].

Auf diesen Umstand macht auch Oppelt [49] aufmerksam, gefordert sei eine Führung, die mit allen Sinnen denkt.

Emotionale Intelligenz ist eine Schlüsselfunktion

Emotionale Intelligenz beinhaltet nach Goleman [23] sowohl persönliche als auch soziale Kompetenzen. Zu den persönlichen Kompetenzen zählen: Die Selbstwahrnehmung sowie das Selbstmanagement (▶ Top im Job: Und jetzt Sie). Soziale Kompetenz meint hier sowohl soziales Bewusstsein als auch Beziehungsmanagement. Emotionale Intelligenz ist die Fähigkeit, ebenso mit den eigenen wie auch mit den Gefühlen anderer effektiv umgehen zu können. Das ist eine Voraussetzung um überhaupt Beziehungen aufbauen und dauerhaft erhalten zu können.

Moralische Intelligenz zahlt sich aus

Lennick u. Kiel [36] fanden heraus, dass moralische Dummheit auf Führungsebene kostenintensiv für das Unternehmen ist. Führungskräfte, die sich ihrer eigenen Werte bewusst sind und diese auch leben, sind langfristig am Markt erfolgreicher, als moralisch Dumme. Müller [47] spricht hier vom «Moral-plus-Effekt«. Zu einer moralischen Grundhaltung zählen: Integrität, Verantwortungsbewusstsein, Mitgefühl und die Fähigkeit zu verzeihen.

Kulturelle Intelligenz bringt neue Lösungen

Ein notwendiger Quantensprung im Führungsgeschäft liegt im Abschied von allein auf Logik ausgerichteten Führungskonzepten. Müller [47] spricht vom »global brain« eines Unternehmens, dass es anzuzapfen gilt. So produziert eine Organisation nicht nur Probleme, sondern auch Lösungen. Um den Blick für Lösungen zu stärken, müssen sich Führungskräfte zukünftig mit ihrer Unternehmenskultur beschäftigen. Hier findet sich der kollektive Geist, der kreative Antworten und konstruktive Strategien bereitstellt. Führungskräften, denen es gelingt, in dieses Feld einzutauchen können mit etwas Übung Muster erkennen, die Lösungen bieten. Dazu ist es notwendig, dass Kontrollbedürfnis zu reduzieren und auf die Antworten im System zu vertrauen. Hierfür hat Müller [47] ein spezielles Trainingssystem entwickelt, welches sie »code for change« nennt.

Führungskompetenz

Die Entwicklung von Führungskompetenz ist ein lebenslanger, dynamischer Prozess. Um die eigene Führungskompetenz weiter zu entwickeln empfehlen sich Mentoring, Coaching, Supervision, Persönlichkeitstraining und Führungskräftetraining. Hier wird neben der Methoden- Handlungs- und Entscheidungskompetenz insbesondere die Selbstkompetenz weiterentwickelt. Dazu gehört der Umgang mit den eigenen Emotionen, die realistische Selbsteinschätzung und das Erkennen, welche Werte und Motive das persönliche Handeln leiten. Auch die Reflexion der eigenen Annahmen (»*Was ist förderlich und was nicht.*«) wird thematisiert. Selbstkompetenz setzt voraus, dass man sich seiner eigenen Grenzen bewusst ist und seine Stärken und Schwächen kennt.

Marie Manthey entwickelte in den 1970er Jahren ein spezielles Trainingsprogramm für Leitungskräfte aus dem Gesundheitswesen.

»Leading an Empowered Organization (LEO) – Inspiring Ownership for Excellence (Creative Healthcare Management)« ist ein 3-tägiges Programm und findet seit Jahren in Deutschland und vielen anderen Ländern Anerkennung. Inhaltlich werden folgende Themen bearbeitet: Herausforderungen an Führung und Management, Erwartungen an Mitarbeiter, Verantwortung, Autorität und Rechenschaft, Problemlösungsprozesse, Konsensbildung, Beziehungsmanagement, ungesunde Verhaltensweisen im Führungsalltag, Interdependenz, Risikobereitschaft und der Umgang mit Bestrafung und positiver Disziplin. In diesem Training lernen die Teilnehmer auch viel voneinander. Pflegedirektoren, Klinikleitungen, Pflegedienstleitungen und niedergelassene Ärzte kommen hier zusammen und tauschen sich aus.

Gute Teamleitung

Ein guter Teamleiter achtet darauf, dass

- seine Worte verbindlich sind,
- seine Worte auch mit seinen Taten übereinstimmen,
- er den Mitarbeitern Vertrauen signalisiert,
- er für gute Arbeitsbedingungen sorgt,
- er sein Team unterstützt,
- er Leistungen anerkennt und Lob ausspricht (Wertschätzung),
- er einen Rahmen vorgibt, in welchem die Freiheit und Entscheidungsspielräume der Mitarbeiter klar definiert sind,
- er Entscheidungen zeitnah fällt.

Im Rahmen einer Teamentwicklungsintervention konnte gezeigt werden, wie wichtig die Rolle des Teamleiters ist [6]. Ursachen für Konflikte im Team sind häufig eine schwache Führung und das Fehlen von klar definierten Aufgaben und Erwartungen. Wichtig für ein effektives Team ist ein Leiter, der Vertrauen untereinander aufbaut, Rollen und Zuständigkeiten im Team klar definiert, das Team in die Entscheidungsfindung mit einbezieht und jedem Verantwortung überträgt.

Stellen Sie sich vor, Sie übernehmen die Teamleitung der Praxis, in der Kerstin Schwarz und Christa Ottken tätig sind (◘ Abschn. 3.3; ◘ Abb. 3.4). Schon zu Beginn beobachten Sie, dass die beiden Frauen mit ihren unterschiedlichen Arbeitsstilen immer wieder aneinander geraten. Was können Sie tun, wie können Sie vorgehen? Überlegen Sie kurz für sich, welche positiven Aspekte beide Arbeitsstile haben und notieren Sie diese.

Eine mögliche Lösung wird hier exemplarisch dargestellt: Suchen Sie als Leitung möglichst frühzeitig das Gespräch mit Frau Schwarz und Frau Ottken. In einem offenen und freundlichen Gespräch kommen auch gute Gedanken. Gehen Sie als Leitung schrittweise und mit Ruhe und Besonnenheit an die Sache heran, da es sich um ein zwischenmenschliches Problem handelt und nicht die Arbeitsleistung betrifft. Beide Frauen erledigen auf ihre eigene Art die Arbeit. Führen Sie zunächst Einzelgespräche mit den Beteiligten, um zu erfahren, welche Arbeit ihnen am meisten liegt und Spaß macht und wo sich beide evtl. ergänzen können. Hier lässt sich vielleicht schon einiges entzerren. Der Ansturm der Patienten morgens um 8.00 Uhr und die Notfälle sind für Kerstin Schwarz eine Herausforderung, für Christa Ottken ein Horror. Sie liebt es, die Abrechnung zu machen und nach Termin die Patienten zur Bestrahlung anzuschließen, das findet Kerstin Schwarz langweilig. Hier kann bezüglich der Arbeitseinteilung schon einiges geändert werden.

Stellen Sie offene Fragen wie: »*Welche Möglichkeiten sehen Sie, …*«, »*Welche Erwartung haben Sie …*«, »*Wo können Sie sich gegenseitig ergänzen?*«, »*Wie können Sie voneinander profitieren?*«. Diese lösungsorientierten offenen Fragen helfen, die verhärteten Positionen beider Kolleginnen aufzuweichen, denn welcher Arbeitsstil der bessere ist, ist nicht zielführend für die tägliche Arbeit.

Der zweite Schritt wäre dann ein Gespräch mit beiden Frauen zusammen zu führen. Stellen Sie als Leitung die positiven Aspekte beider Arbeitsstile heraus, wie z. B. »*Spontanität ist auch immer ein Zeichen von Flexibilität, d.h., dass gerade in Situationen, die chaotisch sind, wo alles drunter und drüber geht, diese Person ein größeres Repertoire an Verhal-*

▼

Norming

Hier stehen die Entwicklung von Gruppenstandards und die Bildung von Normen im Vordergrund. In der Gruppe entwickelt sich ein Gruppenzusammenhalt (»Wir-Gefühl«) und eine gegenseitige Akzeptanz. Die Mitglieder haben nun gemeinsame Vorstellungen darüber, wie es in der Gruppe zugehen sollte und wie nicht. Diese Phase ist für den Teamleiter sehr angenehm.

Performing

Jetzt ist ein Team in der Lage, sich effektiv um seine Aufgaben zu kümmern. Diese Phase ist durch Anerkennung, Akzeptanz und Wertschätzung gekennzeichnet. Das Team hat für sich selbst Verantwortung übernommen und es steht die inhaltliche Arbeit im Vordergrund. Die Rollenbeziehungen werden akzeptiert, gefestigt und im Sinne der Aufgabe genutzt. Dadurch werden die Erreichung des Gruppenziels und die Lösung von Gruppenproblemen möglich. Zur Lösung der Gruppenaufgabe erfolgt ein offener Informationsaustausch zwischen den Mitgliedern, wobei jeder der Gruppe seine individuellen Ressourcen zur Verfügung stellt.

Adjourning

Auflösungsphase, das Team geht auseinander.

Tuckmans Modell suggeriert einen Automatismus. Er geht jedoch von der Annahme aus, dass die einzelnen Phasen nicht alle zwingend durchlaufen werden müssen, sondern dass Gruppen auch Phasen überspringen können. Auch die Dauer der einzelnen Phasen kann variieren. Gruppen können auch in einer Phase stecken bleiben, d. h. es gibt Gruppen, die nie die Arbeitsphase erreichen und sich »totdiskutieren«. Auch neue Aufgaben, neue Gruppenmitglieder oder eine geringe Kontaktintensität können bewirken, dass eine Gruppe die verschiedenen Phasen erneut durchläuft. Wie ausgeprägt und andauernd diese Phasen sind, ist von Gruppe zu Gruppe verschieden.

Besonderheit in den einzelnen Teamentwicklungsphasen

In jeder Phase der Teamentwicklung gibt es Besonderheiten, die hier exemplarisch an Hand des Modells von Tuckman dargestellt werden. Es sind oft dieselben Themen, mit denen sich die Teammitglieder und der Teamleiter auseinander setzen müssen.

Forming

Auf der HNO-Station soll eine neue Kollegin aus der Gynäkologie das Team ergänzen. Die Stationsleitung Frau Renner informiert ihr Team bei einer Stationsbesprechung über den bevorstehenden Wechsel. Sie gibt klar zu verstehen, dass sie davon überzeugt ist, das Pflegerin Anita Süß hervorragend in das Team passt und fordert alle Teammitglieder auf, der »Neuen« den Einstieg so einfach wie möglich zu machen und organisiert sogleich eine Mentorin für deren Einarbeitung.

Da diese Phase von Unsicherheit und Konzentration auf gewohnte Rollen und Verhaltensweisen gekennzeichnet ist, passiert es häufig, dass Teams dazu neigen, Zusammenhalt durch Ausschluss von Andersartigkeit zu erreichen (»*Die passt nicht zu uns.*«). Damit müssen sie sich nicht mit der Andersartigkeit auseinander setzen. Da Vorurteilen in Anfangsphasen oft besonderes Gewicht beigemessen wird, ist hier Vorsicht geboten.

Im HNO-Team aus dem obigen Beispiel ließ die Stationsleitung von Anfang an keinen Zweifel daran, dass die neue Kollegin ins Team passt. Da sich die Teammitglieder in dieser Phase stark an der Leitung orientieren, kommt ihrer Meinung hier besondere Bedeutung zu. Das Vorgeben klarer Strukturen und das Signalisieren von Sicherheit durch die Leitung fördert ihre Akzeptanz im Team. Anfängliche Erfolge erleichtern die spätere Zusammenarbeit.

Anforderungen an den Teamleiter

Vom Team wird in dieser Phase erwartet, dass der Teamleiter führt und anleitet. Der Teamleiter muss klare und eindeutige Strukturen anbieten, sozusagen einen Rahmen geben. Außerdem muss er unterstützen, ermuntern und informieren. Dadurch werden Unsicherheiten im Team abgebaut und das Zusammengehörigkeitsgefühl gefördert. Neben der Struktur ist es zusätzlich wichtig, den Teammitgliedern Aufmerksamkeit zu schenken, sie wollen wahrgenommen werden. Das bezieht sich nicht nur auf die Person, sondern auch auf die Arbeit.

- Vergessen Sie keine Person in ihrem Team und sprechen Sie auch die stillen Mitglieder im Team an.

In dieser Phase ist es wichtig mit einem vertrauensvollen Grundgefühl und einem freundlichen Verhalten auf die Gruppe zuzugehen. Die Gruppe spürt, wenn die Einstellung des Leiters von Misstrauen geprägt ist, das blockiert die weitere Entwicklung extrem.

Storming

Rollenkonflikte und informelle Führer: Paula Gerken ist MPG-Beauftragte und für alle Geräte auf Station und für die Einweisung der Kollegen an diesen Geräten zuständig. Ihr Kollege Thorsten Kreuzer, der technisch sehr interessiert ist und Details liebt, überschreitet immer wieder seine Kompetenzen, indem er die Kollegen in die Handhabung der Geräte (z. B. Spritzenpumpe) einweist. Als Frau Gerken längere Zeit krank ist, übernimmt er ungefragt ihren Aufgabenbereich. Das hat zur Folge, dass die Kollegen, obwohl Frau Gerken wieder da ist, nur noch ihn ansprechen und ihm auch das entsprechende positive Feedback geben (*»Du machst das viel besser als Paula.«*, *»Du hast so eine tolle Art technische Dinge zu erklären.«*). Thorsten Kreuzer fühlt sich in seinem Verhalten bestätigt.

Auf den ersten Blick gibt es hier oft Auseinandersetzungen auf der Sachebene, auf den zweiten Blick handelt es sich jedoch um Kontroversen auf der Beziehungsebene. Es geht nicht um die Sache, es geht um Macht und Anerkennung. Konflikte, Meinungsverschiedenheiten und Positionskämpfe sind in dieser Phase völlig normal. Wichtig ist, dass sie geklärt werden und es keinen Gewinner und Verlierer gibt. Zudem ist es unabdingbar eine Vertrauensbasis aufzubauen und Regeln für ein faires Miteinander aufzustellen. Je besser sich die Teammitglieder kennen, desto eher können sie Kollegen mit Eigenarten akzeptieren und von alten Rollen loslassen.

Dieser Phase ist von Rollenkonflikten geprägt. Insbesondere wenn die Aufgaben der Teammitglieder nicht klar definiert sind oder nicht von allen akzeptiert werden: »*Dafür wäre doch Thomas viel besser geeignet gewesen.*«. Ein ganz besonderer, nicht zu unterschätzender Rollenkonflikt tritt auf, wenn ein Teammitglied die Teamleitung für unfähig hält und sich selbst zum informellen Führer erhebt: »*Da könnt ihr ruhig mich fragen.*« (selbsternannter Experte) oder wenn die Gruppe formuliert: »*Da fragen wir lieber Monika, die hat viel mehr Ahnung als unsere Leitung!*«. Besonders viele Konflikte treten auf, wenn es in der Gruppe einen oder mehrere informelle Führer gibt. Dann sind Machtkämpfe vorprogrammiert, welche zu konkurrierenden Untergruppen führen, die ihre jeweiligen Kandidaten unterstützen. Dem Teamleiter muss bewusst sein, dass Macht und Einfluss in dieser Phase eine zentrale Rolle spielen. Er sollte auf jeden Fall seinen eigenen Anteil an den Konflikten reflektieren.

Anforderungen an den Teamleiter

Auf der einen Seite muss der Teamleiter in dieser Phase aushalten können, dass er selbst kritisiert wird, seine Autorität wird angezweifelt und die fachlichen und sozialen Fähigkeiten werden kritisch beäugt. Auf der anderen Seite muss er auch den Mut zu einem konfrontierenden Wort finden, hier ist Authentizität und ein gutes Konfliktmanagement gefordert. Das Verhalten des Teamleiters muss immer eindeutig sein.

Norming

Nach und nach öffnen sich die Teammitglieder. Das Streben nach Harmonie ist groß. In dieser Phase beginnt die Gruppe sich selbst zu steuern, nun entsteht ein positives Gemeinschaftsgefühl innerhalb der Gruppe. Es bilden sich gemeinsame Regeln und Normen heraus und die Gruppe vermittelt den Teammitgliedern Sicherheit, das »Wir-Gefühl« entsteht. In dieser Phase ist es deshalb verlockend, Konflikte »unter den Teppich« zu kehren.

In einem Labor gab es immer wieder Probleme mit der Ordnung. Die für die tägliche Arbeit benötigten Sachen lagen nicht an ihrem Platz und so wurde die Arbeit immer wieder durch ein freundliches Fragen und anschließendes Suchen unterbrochen. Kein Teammitglied sprach dieses Thema so richtig an.

Das Beispiel ist für diese Phase typisch, da die Gruppenmitglieder oft glauben, dass höfliche Umgangsformen und Konfrontation einander ausschließen (»*Das kann ich doch nicht ansprechen, wir verstehen uns doch hier im Labor alle so gut.*«, »*Ach, so schlimm ist das doch gar nicht.*«).

Jede Zusammenarbeit verursacht hin und wieder Probleme. Wird dieses nicht mit den Personen geklärt, die betroffen sind, bleibt das Team in dieser Phase stecken und kann sich nicht weiterentwickeln. Die Unordentlichkeit einzelner Teammitglieder in dem Laborbeispiel muss angesprochen werden, da es die Arbeit aller im Laborteam behindert. Durch Auseinandersetzung entsteht auch Intimität, dadurch das Konflikte angesprochen und geklärt werden, lernen sich die Teammitglieder wieder ein Stück besser kennen.

Anforderungen an den Teamleiter

In dieser Phase ist Klarheit wichtig. Oft dient der Teamleiter als Modell, wie spricht er Probleme an und wie geht er mit Konflikten um. Wichtig ist hier, dass trotz aller Harmonie und »Wir-Gefühl« Passivität oder »Probleme-unter-den-Teppich-kehren« nie langfristig zum Erfolg führen. Auseinandersetzungen und Schwierigkeiten gehören genauso zum Teamalltag wie eine gute Stimmung. Das positive Gemeinschaftsgefühl wird durch kleine Gesten und Aufmerksamkeiten des Teamleiters gefördert, z. B. außer der Reihe Eis, Süßigkeiten oder Obst mitzubringen. Ihrer Phantasie sind hierbei keine Grenzen gesetzt.

Performing

Die Station 3 lernt es nie! Im Rahmen der Einführung von Case Management wurden für die Innere Abteilung eines Krankenhauses sog. Behandlungspfade entwickelt. Mit der Einhaltung solcher Behandlungspfade sollte die mittlere Verweildauer eingehalten werden, um kosteneffizient zu arbeiten. Auf Station 7 kommen die Behandlungspfade häufig zum Einsatz, was sich positiv auf die Verweildauer auswirkt. Während es auf Station 3 immer wieder zu verlängerten Liegezeiten kommt, die letztlich kostenintensiv sind. Während das Team der Station 7 das Team der Station 3 für unfähig hält, beklagt sich das Team der Station 3: »*Station 7 hat nur die leichten Fälle und wir die schweren, zeitintensiven, komplikationsträchtigen…*«.

Im obigen Beispiel kommt es zu einer Überbewertung der eigenen Gruppe in Abgrenzung von der anderen. Dies ist typisch für die Performingphase.

Anforderungen an den Teamleiter

In dieser Hauptarbeitsphase muss der Teamleiter über gute Problemlösungstechniken verfügen, wenn Störungen auftreten. Unterbinden Sie »Höhenflüge« ihres Teams, die auf Kosten von anderen Teams gehen. Der Teamleiter selbst sollte natürlich auch alles unterlassen, was dieses Verhalten noch fördert (»*Da waren wir aber wieder schneller und besser als die andere Abteilung!*«). Denken Sie an ihre Vorbildfunktion und achten Sie auf ihre Sprache.

Adjourning

Immer wieder wird es vorkommen, dass ein Mitglied das Team verlässt oder ein Team aufgelöst wird.

Sonja Schmitz geht nach 2-jähriger Tätigkeit in der Kinderarztpraxis ins Ausland, um dort in der Entwicklungshilfe zu arbeiten. Der Praxisinhaber und die Kolleginnen haben gemeinsam eine kleine Abschiedsfeier geplant, während der nochmals Lob und Anerkennung für die

▼

geleistete Arbeit und die gute Zusammenarbeit ausgesprochen und ein Abschiedsgeschenk, eine Mappe mit fröhlichen Kinderbildern der kleinen Patienten, und ein Blumenstrauß überreicht wird.

Anforderungen an den Teamleiter

In dieser Phase wird der Teamleiter von den Teammitgliedern, die in der Gruppe bleiben ganz genau beobachtet. Was sagt er zum Abschied, findet er die richtigen Worte, die wirklich das ausdrücken, was das Besondere an diesem Mitarbeiter war. Floskeln oder auswendig gelernte Abschiedsreden kommen immer schlecht an. Denken Sie auch an einen Blumenstrauß, das klingt zwar banal, aber darauf wird geachtet (»*Der hat noch nicht einmal ein kleines Blümchen für Christiane mitgebracht.*«).

Wenn eine Person das Team verlässt, ändert sich das Gruppengefüge. Das Team muss nun neu zusammen finden, die Lücke füllen oder eine neue Person aufnehmen. Hier passiert es sehr leicht, dass das Team in die Stormingphase zurückfällt, da Hierarchien durch den Weggang eines »höhergestellten Teammitglieds« in Frage gestellt werden. Rollen- und Statusbehauptungen sind zu beobachten. Diese können das Gruppenklima erheblich beeinflussen, denn es geht um Themen die sich auf der Beziehungsebene (Rivalität, Neid, Abwehr, Statusverteidigung) und nicht auf der fachlichen oder sachlichen Ebene abspielen. Beobachten Sie als Teamleiter Ihr Team und seien Sie wachsam, wenn sich solche Tendenzen abzeichnen. Gerade Themen wie Neid und Konkurrenzverhalten führen zu Misstrauen und behindern die Weiterentwicklung des Teams.

Phasenmodel nach Garland, Jones & Kolodny

Ein weiteres Phasenmodel, das der Vollständigkeit halber hier genannt werden soll, ist das von Garland, Jones & Kolodny, welches Ende der 1960er Jahre entwickelt wurde [67]. Es beschreibt ebenso 5 Phasen der Teamentwicklung:

- Orientierung,
- Machtkampf und Kontrolle,

- Vertrautheit und Intimität,
- Differenzierung,
- Trennung.

Sozialpsychologische Betrachtung

Sozialpsychologisch betrachtet lassen sich 5 Beziehungsformen unterscheiden, die in der zeitlichen Entwicklung einer Gruppe auftreten [55]:
- Fremdheit,
- Orientierung,
- Vertrautheit,
- Konformität,
- Auflösung.

Bei dieser Betrachtung wird zusätzlich die sozioemotionale Ebene in den einzelnen Phasen besonders herausgehoben. In der ersten Phase (Fremdheit) sind das Ängstlichkeit, Zurückhaltung oder (als Kompensation) besonders forsches Auftreten. In der zweiten Phase (Orientierung) ist Selbstbehauptung das vorherrschende Motiv und Macht. In der Phase der Vertrautheit das «Wir-Gefühl«, in der vierten Phase (Konformität) Tendenzen zur Überbewertung der eigenen Gruppe und Abwertung fremder Gruppen und in der letzten Phase (Auflösung) Abschied und Trauer.

4.3 Was können Sie für die Teamentwicklung tun

Bei der Teamentwicklung ist eine entsprechende Planung und Schulung der Mitarbeiter sinnvoll, denn bestimmte Fähigkeiten, die zur Entwicklung eines guten Teams beitragen, können erlernt werden. Es gibt Praxen, Krankenhäuser, Altenheime und soziale Einrichtungen die ganz selbstverständlich in die Entwicklung von Teams investieren.

Gute Erfahrungen machten Hope [28] mit einem speziellen Teambildungsprogramm für Studierende des Gesundheitswesens, dem sog.

»Downstate Team-Building Initiative (DTBI)«. In ihrer Untersuchung mit 65 Studierenden konnten folgende Veränderungen durch die Teilnahme am DTBI festgestellt werden:

- Zunahme der Teamatmosphäre und Teamarbeitsfähigkeit von 48%.
- Zunahme des interdisziplinären Verständnisses um 42%.
- Verbesserung der multikulturellen Gruppenfähigkeit von 36%.

Das DTBI wird von 96% der Untersuchungsteilnehmer als bedeutungsvoll und passend für den klinischen Bereich beschrieben.

Eine weitere Methode der Teamentwicklung ist die **Teamsupervision**. Wittig [85] konnten in der Freiburger Uniklinik bei dieser Methode positive Ergebnisse verzeichnen. In ihrer Untersuchung belegten sie, dass kommunikative Schwierigkeiten ebenso abnahmen wie die Probleme mit interdisziplinärer Kooperation.

Körner [33] untersuchte die Entwicklung multiprofessioneller Teams in der medizinischen Rehabilitation. Er bietet zur Teamentwicklung 5 Module an:

- Führungskräftecoaching,
- Kommunikationstraining,
- Einstellungsänderung bezüglich der Zusammenarbeit,
- aufgabenbezogene Teamentwicklung,
- Training soziointegrativer Aspekte.

Ostermann [50] untersuchen die Effekte von **Teambildungsprozessen** an einer Spezialklinik für neurologische Rehabilitation. 77 Pflegekräfte und 44 Angehörige von Patienten wurden befragt, folgende Verfahren kamen zum Einsatz: »Work Enviroment Scale« (WES-10), »Life Satisfaction Scale« (BMLSS), »Conviction of Therapeutic Competency Scale« (CTC) und »Client Satisfaction Questionaire« (CSQ-8). Drei Jahre nach der Intervention schätzten die befragten Pflegekräfte ihre Fähigkeit, Konflikte konstruktiv zu lösen, deutlich besser ein. Bei den anderen o.g. Verfahren waren keine signifikanten Veränderungen feststellbar. Sie blieben über den gesamten Zeitraum der Untersuchung (3 Jahre) konstant auf hohem Niveau.

Durch Veränderungen im Gesundheitswesen müssen Pflegekräfte mehr Patienten betreuen als jemals zuvor. Dadurch häufen sich auf der einen Seite Fehler, auf der anderen Seite führt dies zu Burnout-Symptomen, wie Frustration und Überlastung, bei den Pflegenden (▶ Top im Job: Nicht ärgern, ändern). Durch Einführung von Teambildungsprogrammen (TeamSTEPPS und »Healthy Workplace Intervention«) lassen sich hier Verbesserungen erzielen. Clark [11] wies in einer Studie nach, dass sich nach Implementierung solcher Programme folgende Bereiche verändert haben:

- weniger Fehler,
- geringere Personalfluktuation,
- höhere Arbeitszufriedenheit beim Pflegepersonal.

Der erste Tag im neuen Team

Wie wichtig ein guter Einstieg in das Team ist und wie sensibel diese erste Phase ist, konnte Tewes [75] in ihrer Untersuchung nachweisen. Pflegende erinnern sich, auch nach 20 Jahren noch ganz genau an ihre Einstiegsituation. Eine junge Ärztin erinnert sich sogar noch an den ersten Satz, der zu ihr gesagt wurde: »*Das erste Jahr ist für jeden schrecklich, danach wird's besser, da muss jeder durch.*«. Die erste Woche im neuen Team wird als besonders bedeutsam erlebt und abgespeichert. Eine logische Konsequenz daraus ist, neue Mitarbeiter professionell einzuarbeiten und positiv in das Team einzuführen.

Zur Teamentwicklung werden oft gezielt Aktionen eingesetzt, um das Kennenlernen zu erleichtern und die Zusammenarbeit im Team zu verbessern. Diese sind unter den folgenden Namen bekannt: »Kennenlernworkshop«, »Kick-Off-Meeting«, »Klausurtagung«.

Es gibt auch einfache Möglichkeiten, die in jedem Team durchgeführt werden können, um sich kennenzulernen.

Übung A: Wer bist du? Wer sind wir?

Material: Ein Zettel und ein Stift pro Person.
Gruppengröße: 4–8 Teilnehmer.
Diese Übung stellt eine sehr einfache und effektive Aktion dar, um sich als Team kennen zu lernen. Im ersten Durchgang erhält jedes Team die Aufgabe Gemeinsamkeiten aufzuschreiben: »*Was hat jeder in eurem Team gemeinsam?*« So haben Christiane und Anna beide mehrere Jahre in verschiedenen Krankenhäusern im Ausland gearbeitet. Äußerliche Dinge wie dunkle Haare, zwei Füße etc. zählen nicht. In der zweiten Runde geht es um die Individualität: »*Was unterscheidet euch voneinander?*« Sabine hat ihre Ausbildung zur Krankenschwester in Chile gemacht, Corinna ist auch Rettungssanitäterin, Thomas spricht fließend türkisch etc. Danach werden die Ergebnisse in der großen Gruppe vorgetragen.
Lernziel: Die Aktion fördert den Gemeinschaftssinn. »*Ich bin nicht alleine. Andere Gruppenmitglieder kennen vergleichbare Situationen, fühlen und denken ähnlich, haben gleiche Interessen.*« Gleichzeitig wird die Individualität gefördert. »*Ich habe individuelle Erfahrungen gemacht, Dinge gelernt, die für mein Team förderlich sein können*« [9].

Übung B: Alphabetübung

Eine Übung, welche die Kooperation, die Kreativität und die Kommunikation untereinander fördert, ist die »Alphabetübung«. Die Gruppe wird in mehrere Teams aufgeteilt. Ziel der Übung ist es, in der Handtasche, Hosentasche oder im Rucksack nach Utensilien zu suchen, die zusammen möglichst das Alphabet ergeben, z. B. A-ugentropfen, B-uch, C-reme, … U-hr etc. Gewinner ist, wer in einer bestimmten Zeit so viele Buchstaben des Alphabets zusammenbekommt wie möglich [9].

Bei dieser Übung wird sehr viel gelacht, oft herrscht eine ausgelassene Stimmung.

Training für bestehende Teams

Outdoortraining ist in vielen Firmen schon ein fester Bestandteil der Personalentwicklung [64]. Durch Outdoortraining (Hochseilgarten, Rafting, Feuerlauf, Überlebenstraining, etc.) sollen die Teilnehmer ganz neue Erfahrungen machen, eigene Grenzen überwinden, sich auf andere Teammitglieder einlassen bzw. verlassen und gemeinsam etwas schaffen. Die Teilnehmer müssen miteinander kommunizieren, um eine bestimmte Aufgabe gemeinsam zu bewältigen. Die einzelnen Teams werden wahllos zusammengestellt, sodass man auch mit Kollegen zusammen ist, die man sich freiwillig nie ausgesucht hätte. So können Vorurteile abgebaut werden.

Im Outdoortraining kann es zu Extremsituationen kommen, dadurch kann es passieren, dass einige Mitarbeiter schon im Vorfeld spontan abgeschreckt sind und neue Konflikte entstehen. So kann ein Besuch des Hochseilgartens bei einigen nicht schwindelfreien Gruppenmitgliedern schon im Vorfeld Ängste erzeugen, obwohl sie durch Netze und Seile vor dem Abstürzen gesichert sind; auch Floßfahrten mit Schwimmwesten erzeugen Ängste, wenn ein Teammitglied nicht schwimmen kann und tagelang mit dem Gedanken beschäftigt ist, wie sie es den anderen sagen soll; es war ihr peinlich, eine vermeintliche Schwäche zuzugeben. Mitunter kommt es sogar zu Solidarisierungen gegen den Teamleiter: »*Da kann der alleine hinfahren!*«, »*Dann werde ich eben krank.*«.

Zur Teambildung reichen oft auch schon »kleine Freizeitevents« aus, wie z. B. einen Ausflug in eine andere Stadt machen, zusammen einmal ganz besonders essen zu gehen (»Dinner in the Dark«, Dialog im Dunkeln), Hafenrundfahrt, Kochen im Team, Rallye im Zoo usw. Gerade in Zahnarztpraxen kommt die Kommunikation zwischen den zahnmedizinischen Fachangestellten und dem Labor oft zu kurz. Wenn Abdrücke oder fertige Modelle geholt werden, bleibt wenig Zeit sich auszutauschen oder richtig kennenzulernen. Diese Kommunikation zwischen »Tür und Angel« führt häufig zu Missverständnissen.

Für neue und für bestehende Teams ist es immer sinnvoll Seminare zur Interaktion und Kommunikation und Seminare zur Persönlichkeitsentwicklung anzubieten. So lernen die Teilnehmer ihr Verhalten zu reflektieren und bekommen ein Feedback von den anderen Seminarteilnehmern (Fremdeinschätzung). Die Verbesserung des Kommunikationsverhaltens ist gerade für Berufe im Gesundheitswesen außerordentlich wichtig, da die Kommunikation ihren Arbeitsalltag bestimmt und es hier immer wieder zu Missverständnissen und Konflikten kommt.

Umfangreiche Studien aus der Medizin stellen Kommunikationsprobleme als zentrale Fehlerquelle im Alltag heraus. Die häufigsten negativen Folgen von Kommunikationsproblemen sind mangelhafter Informationstransfer und mangelhaftes Schnittstellenmanagement zwischen verschiedenen Berufsgruppen (z. B. Chirurgie und Anästhesie, ambulanter Pflegedienst und Physiotherapie, Praxis und Labor). In einer umfangreichen Befragung in US-amerikanischen Krankenhäusern nannten mehr als 65% der Pflegefachkräfte und Ärzte auf die Frage, welcher Einflussfaktor von größter Bedeutung für eine bessere Sicherheit und Effektivität sei, die Verbesserung der Kommunikation [63].

Da Berufsgruppen übergreifende Kommunikation erlernt werden kann, schlagen Towle & Hoffman vor, eine Ausbildung in Kommunikation schon während der Berufsausbildung zu absolvieren [78]. Dies gilt auch und v. a. für die Mitarbeiter und Mitarbeiterinnen im ärztlichen Dienst [14].

Zusammenführung von bestehenden Teams

Im Gesundheitswesen kommt es oft vor, dass aus ökonomischen Gründen 2 Stationen zusammengelegt werden. Problematisch dabei ist, dass eine der beiden Leitungen nun zur Stellvertretung wird. Solche Prozesse gilt es sehr behutsam anzugehen, hier sind einige Vorgespräche mit beiden Beteiligten, unabhängig voneinander, notwendig. Denn wer immer auch in die zweite Reihe geht, verliert den ersten Leitungsposten, was zu passiv aggressivem Verhalten führen kann. Nicht zu unterschätzen sind die Auswirkungen des Mobbings. Zapf [87] fand in seiner Untersuchung heraus, dass Mitarbeiter im Gesundheitswesen 7-mal häufiger von Mobbing betroffen sind als in anderen Bereichen.

4.4 Teamkultur

Im Krankenhaus, bzw. im Gesundheitswesen im Allgemeinen herrscht oft der »pathologische Blick« vor, d. h. was stimmt alles nicht? Das ist jedoch nicht ressourcenorientiert. Sobald sich dieser »Blick« – die innere Einstellung – ändert, ändert sich auch etwas im Außen (▶ Top im Job: Nicht ärgern, ändern).

> Humor, Freude, Vertrauen, Respekt und Optimismus sind wichtige Voraussetzungen für die Erarbeitung einer Teamkultur.

Erarbeiten Sie mit Ihrem Team Verhaltensrichtlinien, wie z. B. »*In unserem Team wird nicht gelästert!*«, »*Mit Fehlern gehen wir offen um!*«, »*Wir halten uns an Absprachen!*« usw. Ganz wichtig ist die Kommunikationskultur im Team, d. h. Informationen werden an alle weiter gegeben und es wird offen miteinander diskutiert. Die vom Teamleiter vorgelebte Akzeptanz und Toleranz der Andersartigkeit ist eine Grundhaltung die wirkt und sich auf das Team überträgt (»you go first«).

Auch das Ermuntern von jungen Kollegen im Team wirkt sich positiv auf die Teamkultur aus: »*Man kann nicht von Anfang an alles wissen, bitte immer fragen, wenn etwas unklar ist.*«, »*Jeder macht Fehler, nur man muss daraus lernen und darf den Kopf nicht hängen lassen.*«, »*Wir können die Befunde auch zusammen durchgehen, wenn du dir unsicher bist.*«.

Ein positives Leitungsverhalten hat einen großen Einfluss auf die Gruppendynamik und die Teamkultur (◘ Tab. 4.1; [75]).

Wahrheiten

Mitunter werden Vermutungen über Situationen und Menschen angestellt, ohne diese zu überprüfen. Auch Gerüchte werden einfach so übernommen und weitererzählt (»*Hast du auch schon gehört, dass die …*«). Wenn die anderen Kolleginnen dann auch noch diese Vermutungen teilen, werden diese bald zur Wahrheit. Das weitere Handeln wird darauf aufgebaut, eine Klärung mit dem Gegenüber findet nicht statt. Für die Teamarbeit bzw. ein gut funktionierendes Team ist es außerordentlich wichtig zu verstehen, dass es nicht nur die eine Wahrheit gibt. Jeder konstruiert sich seine eigene Wirklichkeit.

Tab. 4.1. Einflüsse des Leitungsverhaltens auf die Teamdynamik [75]

Positive Einflüsse	Negative Einflüsse
Zu Visionen ermutigen	Alles kontrollieren
Den Teammitgliedern vertrauen	Den Teammitgliedern misstrauen
Emotionale Beteiligung ausdrücken	Vermeiden von Gefühlen
Gesprächsnähe ausdrücken	Gesprächsdistanz herstellen
Offener Umgang mit Problemen	Fehler vermeiden und verdecken
Anerkennung der Fähigkeiten der Pflegenden	Suche nach der/dem Schuldigen bei Fehlern
Engagement über die Klinik hinaus	Handeln bleibt auf die Station begrenzt
Hohe Erwartung an die Pflegenden	Erwartungshaltung unklar

Lästerverhalten in Pflegeteams

Die Zusammenarbeit im Team wird durch Lästern belastet und negative Energie wird freigesetzt. Selbst wenn die Person, über die gelästert wird, nicht anwesend ist und den Klatsch und Tratsch nicht hört, spürt sie doch, dass irgendetwas nicht stimmt bzw. über sie geredet wurde. Auch wenn die Person in den Raum kommt und das Gespräch abrupt abgebrochen wird, entsteht eine negative Spannung. Beim Lästern will jemand entweder eine andere Person abwerten oder sich selbst in ein besseres Licht stellen.

> Lästern ist eine Form verbaler Aggression.

Oft ist Lästern der Ausdruck eines mangelnden Selbstwertgefühls, das auf diese Art und Weise zu kompensieren versucht wird. Welche Aspekte das Lästerverhalten von Pflegeteams beeinflussen zeigt Tewes [76] auf. Alles, was eine offene Kommunikation fördert, wirkt sich hemmend auf das Lästerverhalten von Teammitgliedern aus. Dazu gehören u. a. eine respektvolle, empathische und wertschätzende Kommunikation der Mitarbeiter untereinander und das offene Angehen von Konflikten.

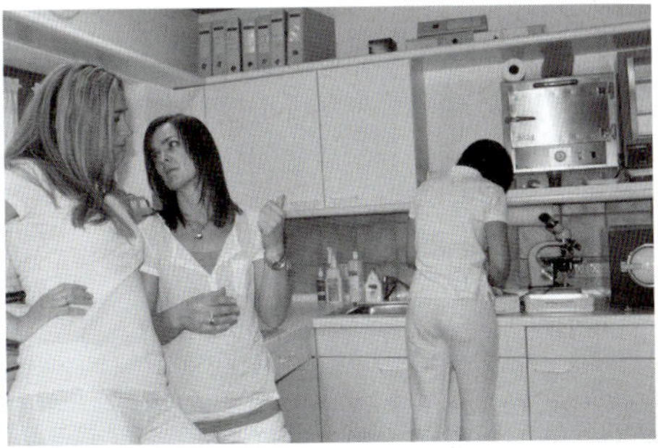

Abb. 4.1. Lästern.

Ein demokratischer Führungsstil, die gezielte Förderung der Selbständigkeit der Teammitglieder und die Stärkung der Mitarbeiterautonomie reduziert das Lästern. Das Erleben der Stationsleitung als fach- und sozialkompetent ist ein weiterer wichtiger Faktor [76].

Beim Lästern belasten wir einen anderen Menschen mit unserer Last. Das ist eine Belästigung [65].

Lästern ist eine Kommunikationsstörung, die sich negativ auf die Teamarbeit und die Pflege auswirkt (Abb. 4.1).

Die drei Siebe

Eines Tages kam ein Bekannter zum griechischen Philosophen Sokrates gelaufen. Höre, Sokrates, ich muss dir berichten, wie dein Freund … Halt ein, unterbrach ihn der Philosoph. Hast du das, was du mir sagen willst, durch drei Siebe gesiebt? Drei Siebe? Welche? fragte der andere verwundert. Ja! Drei Siebe! Das erste ist das Sieb der Wahrheit. Hast du das, was du mir berichten willst, geprüft ob es auch wahr ist? Nein, ich hörte es erzählen, und … Nun, so hast du sicher mit dem zweiten Sieb, dem Sieb der Güte, geprüft. Ist das, was du mir erzählen willst – wenn schon nicht wahr – wenigstens gut? Der andere zögerte. Nein, das ist

▼

es eigentlich nicht. Im Gegenteil … Nun, unterbrach ihn Sokrates, so wollen wir noch das dritte Sieb nehmen und uns fragen, ob es notwendig ist, mir das zu erzählen, was dich so zu erregen scheint. Notwendig gerade nicht … Also, lächelte der Weise, wenn das, was du mir eben sagen wolltest, weder wahr noch gut noch notwendig ist, so lass es begraben sein und belaste weder dich noch mich damit.

Ein Seminarteilnehmer erzählte nach Monaten: »*Diese Geschichte von den drei Sieben ist bei mir so präsent und ich erzähle sie oft, wenn wieder jemand mit Halbwahrheiten oder Klatsch und Tratsch ankommt. Es ist für mich eine elegante Art und Weise solche Geschichten zu stoppen und meinem Gegenüber einen Denkanstoß zu geben, ohne ihn persönlich zu verletzen.*«.

4.5 Was zeichnet uns als gutes Team aus

Karla Lübben, examinierte Pflegerin, in der ambulanten Pflege tätig, berichtet: »*Das A+O einer guten Pflege ist ein intaktes Team und eine gute Kommunikation untereinander. Das sind die Grundvoraussetzungen. Unser Team trifft sich jeden Morgen, bevor wir zu den Patienten fahren. Wir tauschen uns aus, helfen und unterstützen uns gegenseitig. Jeder springt für jeden, wenn es notwendig ist, kurzfristig ein. Darüber wird gar nicht lange geredet, das ist für unser gesamtes Team selbstverständlich. Wenn das nicht so wäre, würden wir den enormen Druck (Zeit sparen, Gespräche mit Patienten abbrechen, Zeitfenster einhalten, Druck der Krankenkassen etc.), den uns die Leitung aus Kostengründen macht, überhaupt nicht aushalten. Trotz der oft starken emotionalen Belastung und der körperlichen Anstrengung (viel Behandlungspflege, zunehmend Patienten mit Portzugängen sowie Körperpflege) macht uns die Arbeit Spaß und wir halten im Team gut zusammen. Auch der Humor kommt bei uns nicht zu kurz, wir lachen viel zusammen, das befreit.*«.

In diesem Beispiel wird extrem deutlich, wie wichtig ein guter Zusammenhalt im Team ist, um mit den täglichen Belastungen, die die Arbeit mit sich bringt, umzugehen.

Gute Teams zeichnen sich immer durch eine freundliche, offene Atmosphäre und ein »Wir-Gefühl« aus. Die Ziele und Aufgaben des Teams sind klar und werden von allen akzeptiert. Es hat sich ein gemeinsames Verantwortungsbewusstsein im Team entwickelt. Entscheidungen, die anstehen, werden gemeinsam getroffen. Im Team herrscht eine offene und direkte Kommunikation vor. Kritik wird sachlich geäußert und Diskussionen werden zielorientiert geführt. Oft wurden hier schon gleich zu Beginn der Teamarbeit formale und soziale Regeln für die Zusammenarbeit aufgestellt. Diese Teams arbeiten effektiver und effizienter, weil Sie sich auf das konzentrieren, worauf es ankommt.

Formale Regeln, wie z. B.:

- Vereinbarte Termine werden eingehalten.
- Informationen werden an alle weitergegeben.
- Informationen gehen nur dann nach außen, wenn das ganze Team damit einverstanden ist.

Soziale Regeln, wie z. B.:

- Es wird sachlich diskutiert.
- Kein Lästern und Reden hinter dem Rücken.
- Kein schwarzer Humor, Zynismus, eiskalte Bemerkungen oder Sarkasmus.
- Killerphrasen sind verboten, z. B.: »*Das ist doch Unsinn; das weiß doch jeder!*«.
- Jeder hat das Recht auszureden.
- Kritik wird in Ich-Botschaften ausgedrückt: »*Ich ärgere mich…*«.

Ich-Botschaften erzielen die besten Effekte, wenn sie aus 3 Elementen bestehen:

- den eigenen Gefühlen: »*Ich bin sehr unzufrieden damit,…*«,
- dem konkreten Verhalten: »*…, dass die Arbeit nicht wie vereinbart fertig geworden ist…*«,
- der Folgewirkung: »*…– jetzt geraten wir noch mehr unter Zeitdruck.*«.

Vertrauen ist auch hier ein wesentlicher Aspekt. Stellen Sie immer eine vertrauliche Atmosphäre her, alles was gesagt wird, bleibt hier im

Team. Auch Rituale helfen, das Gefühl zu verstärken, Teil eines Teams zu sein. Das kann sein, sich zur Begrüßung die Hand zu geben, zum Geburtstag zusammen eine Sahnetorte zu essen oder gemeinsam zum Mittagessen zu gehen. Oft sind es die kleinen Gesten, die den Zusammenhalt fördern.

Praxistipp

Entwickeln Sie Leitlinien für die Zusammenarbeit im Team und halten Sie diese schriftlich fest!

- Fairness und Respekt stehen an erster Stelle.
- Jeder im Team erkennt den anderen als gleichwertigen Partner an.
- Jeder hat das Recht auf seine eigene Meinung.
- Fehler werden offen benannt und als Lernmöglichkeit betrachtet.
- Jeder hat Zugang zu allen Informationen. Informationen werden nicht bewusst zurück gehalten.
- Kritik ist konstruktiv und konkret.
- Konflikte werden nicht verschwiegen, sondern gemeinsam und sachlich gelöst.
- Persönliche Angriffe sind absolut tabu.

Eine Atmosphäre, die zur Aktivität ermuntert, beeinflusst das Teamklima positiv. Teammitglieder haben so die Möglichkeit sich einzu-

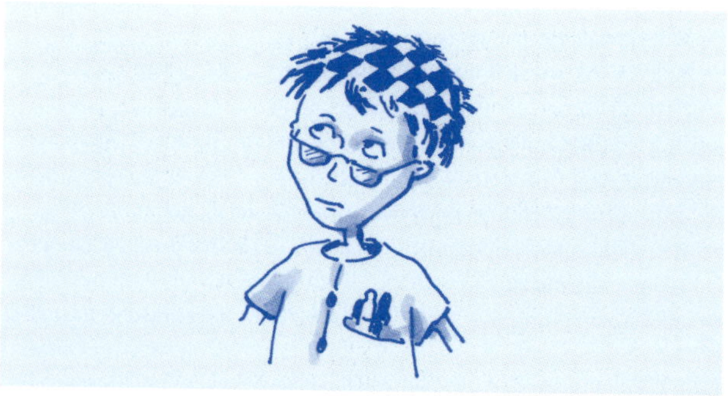

Abb. 4.2. Bloß nicht »Schwarz-weiß-Denken«.

lassen und sich mit ihrer Arbeit zu identifizieren. Die Akzeptanz und Beachtung der einzelnen Mitglieder führt dazu, dass das Arbeiten als gemeinsamer Prozess erlebt wird. Das »Anderssein« von Teammitgliedern sollte positiv genutzt werden, neue Ideen und Kreativität sind hilfreich für die ganze Gruppe. Vielseitige Betrachtungsweisen eines Problems wirken Pauschalisierungen, wie »Schwarz-weiß-Denken« entgegen (◘ Abb. 4.2; ► Top im Job: Nicht ärgern, ändern).

Mitarbeiter

Ein freundliches Lächeln ist mehr wert als ein gutes Essen. (aus Afrika)

Jede Person hat unterschiedliche Erwartungen an eine gute Zusammenarbeit im Team. Die Erfahrungen unterscheiden sich und damit ist die Einstellung gegenüber den Kollegen und der Arbeit verschieden. Wenn durchweg gute Erfahrungen im Team gesammelt wurden, werden die Personen mit anderen Erwartungen auf ein neues Team oder auf ein neues Projekt zugehen. Erwarten sie etwas Negatives, so gehen sie eher skeptisch auf ein neues Team zu.

In einem guten Team zu arbeiten hat viele Vorteile (◘ Abb. 4.3). Je besser man sich kennt und versteht, desto leichter geht man mit den

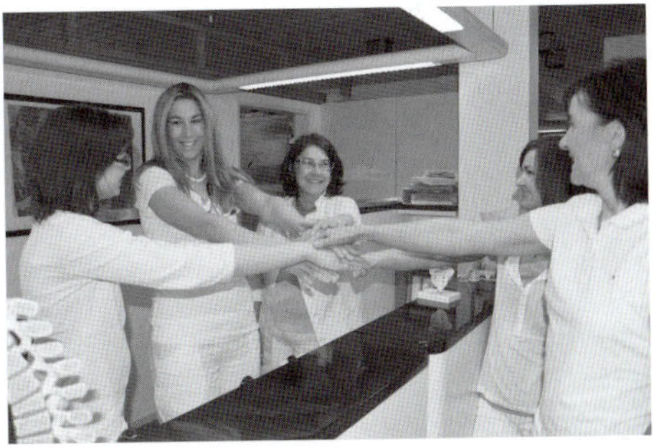

◘ Abb. 4.3. Wir sind ein gutes Team.

»Macken« von Kollegen um. Spannungen im Team werden viel schneller abgebaut. Oft lacht man gemeinsam darüber, dass Pfleger Markus heute wieder einmal so »oberpingelig« war oder Dr. Schröder wie immer endlos Monologe geführt hat und dann ist die Sache »vom Tisch«. Die gute Atmosphäre und der Teamgeist stehen auf diesen Stationen im Vordergrund.

Folgende positive Verhaltensweisen werden von jungen Mitarbeitern besonders geschätzt:

- Jeder unterstützt den anderen, auch außerhalb des eigenen Zuständigkeitsbereichs.
- Als Team z. B. in der Notaufnahme: Den Patienten gemeinsam »fertig machen« bis er auf Station verlegt ist und dann zusammen zur Pause gehen.
- Im Nachtdienst nach getaner Arbeit noch mal kurz zusammen sitzen, etwas Essen und Trinken, den »schwierigen« Patienten besprechen oder auch mal scherzen, bevor man ins Bett oder wieder an die Arbeit geht.
- Unkomplizierter Einsatz bzw. Einspringen bei kurzfristigem Ausfall eines Kollegen.
- Einer lässt dem anderen den Vortritt bei Dingen, die man für Aus- oder Weiterbildung braucht.
- Auch außerhalb des Krankenhauses etwas zusammen unternehmen.

Haben wir einen Kollegen, dem wir nichts zutrauen, in einer außergewöhnlichen Situation positiv erlebt bzw. anders als erwartet (»*Eigentlich dachte ich immer, das ist ein arroganter, kalter Typ, der nichts kann.*«), werden wir in Zukunft wachsamer sein. Durch diese neue Erfahrung kann sich plötzlich die ganze Atmosphäre in der Gruppe ändern. Ändert ein Teammitglied sein Verhalten, so hat das eine Auswirkung auf die ganze Gruppe. Selbst minimale Veränderungen können zu großen Wirkungen führen.

Faktoren, mit denen Sie die Zusammenarbeit verbessern können

- Sorgen Sie für gute Arbeitsbedingungen und eine gleichmäßige Arbeitsverteilung.
- Setzen Sie Fähigkeiten und Talente der Mitarbeiter gezielt ein.
- Sorgen Sie für einen guten Informationsfluss innerhalb des Teams.
- Kein Mitglied darf das Gefühl haben zu wenig informiert zu sein, sonst entstehen Gerüchte und es wird »getratscht«.
- Setzen Sie auf Kooperation und auf ein partnerschaftliches, offenes Miteinander.
- Gerade kooperatives Verhalten gilt auch für die Zusammenarbeit mit Nachbarstationen und Funktionsabteilungen, wie Labor oder Röntgen.
- Ein guter Kontakt ist wichtig und der Umgang ist viel positiver, wenn man sich persönlich kennt.
- Reden Sie nicht über andere Teams, das bindet negative Energie.
- Wir selbst sind für die Anderen die Anderen.

Fazit

- Teamentwicklung ist ein Veränderungsprozess.
- Es gibt verschiedene Phasen in der Teamentwicklung.
- Eine gute Personalauswahl ist wichtig.
- Unterschiedliche Arbeitsstile bereichern das Team.
- Eine Führungskraft ist immer Vorbild.
- Fachkompetenz allein reicht nicht.
- Teamentwicklungstraining ist sinnvoll.
- Ein positives Leitungsverhalten hat einen großen Einfluss auf das Team.
- Lästern belastet das Team.
- Fairness und Respekt zeichnen ein gutes Team aus.

Konflikte im Team

Wenn wir uns uneins sind, gibt es wenig, was wir können. Wenn wir uns einig sind, gibt es wenig, was wir nicht können. (J.F. Kennedy)

Konfliktsituation. Sabine Kohn arbeitet seit einem Jahr als Physiotherapeutin auf einer chirurgischen Station. Oft hat sie Wartezeiten bis zu einer halben Stunde, die Sie am Bett des Patienten zubringt, weil die Kolleginnen von der Station noch mit dem Waschen beschäftigt sind. Klare Absprachen bezüglich der Mobilisation der Patienten fehlen (»*Was ist wann nach Implantation eines künstlichen Hüftgelenks erlaubt?*«) ebenso wie Absprachen zu welchen Patienten man zusammen geht (»*Wer geht wo zuerst hin?*«). Jeden Morgen läuft es »irgendwie«. Schon zu Beginn ihrer Tätigkeit hat sich Sabine Kohn darüber geärgert, sich aber nicht getraut, etwas zu sagen (»*Ich bin ja schließlich die Neue.*«). Außerdem hängen hier auf Station noch »alte Vorurteile« gegenüber Physiotherapeuten in der Luft. Eine ältere Kollegin äußert dies auch ganz offen beim Kaffee: »*Das was ihr macht, haben wir früher so nebenbei mitgemacht.*«. Die Interaktion und Kommunikation untereinander ist durch diese dauernden »Sticheleien« und fehlenden Absprachen sehr belastet.

Konfliktherd. Die Atmosphäre auf dieser Station ist von Hierarchierivalitäten und alten Vorurteilen geprägt, die nichts mit den neuen Physiotherapeuten, die auf dieser Station tätig sind, zu tun haben. Ihre Arbeit wird herabgestuft, die zeitlichen Verzögerungen am Bett des Patienten hingenommen, eine echte Kommunikation findet nicht statt.

Konfliktanalyse. Sabine Kohn, die im Verlauf des Jahres schon fast den Spaß an ihrer Arbeit verloren hat, sucht das Gespräch mit der Teamleitung der Station (»*Schlimmer konnte es für mich ja nicht mehr werden.*«). Die Teamleitung reagiert im Gespräch freundlich und kooperativ. Die »Sticheleien« der Kolleginnen aus der Pflege habe sie

▼

zwar gehört, aber nicht negativ interpretiert (»*Das kennt man ja unter Pflegerinnen und Physiotherapeutinnen.*«), dass dies die Arbeit auf »ihrer Station« belastet und zu Stress führt möchte sie jedoch nicht. Gemeinsam überlegen beide Frauen, wie sie dieses Thema ansprechen und den Konflikt positiv lösen. Sabine Kohn verlässt nach dem Gespräch erleichtert das Zimmer.

Konfliktlösung. Auf der nächsten Teambesprechung wird das Thema gleich zu Beginn offen von der Teamleitung angesprochen. Sie gibt humorvoll und bestimmt zu verstehen, dass diese »alten Kamellen« (Vorurteile und Rivalitäten) nicht mehr passend und nützlich sind. Alle verpflichten sich, in Zukunft damit aufzuhören; eine Kollegin lacht: »*Das von früher ist doch wirklich albern, das brauchen wir hier nicht!*«. Außerdem wird vereinbart, das ab sofort klare Absprachen getroffen werden, wer wann wo mit welchem Patienten beginnt, damit keine unnötigen Wartezeiten entstehen. Viele sind froh, dass es ab sofort nicht mehr so ein zeitliches Durcheinander gibt.

Oft ist es so, dass wie im Beispiel sehr lange nichts gesagt wird und der Konflikt sozusagen »ausgehalten« wird. Die Teamleitung hat gut reagiert, hätte jedoch im Vorfeld die wahrgenommenen »Sticheleien« schon unterbinden müssen, da es auf Kosten der Physiotherapeuten ging und eine negative Stimmung erzeugt hat (negative Energie). Zusätzlich hat sie es versäumt klare Absprachen zu treffen, die gerade für interdisziplinäre Teams unabdingbar sind.

Wenn Teams nicht funktionieren gibt es dafür vielfältige Gründe. Menschen mit unterschiedlichen Persönlichkeiten, Fähigkeiten, Fertigkeiten und mit unterschiedlichem Fachwissen kommen zusammen. Ihre Arbeit ist durch die Kommunikation und Interaktion mit den anderen Teammitgliedern geprägt. Durch diese gegenseitige Beeinflussung kann es zu Unstimmigkeiten und Konflikten kommen. Sich diesen Herausforderungen zu stellen ist wichtig und oft ein (schmerzhafter) Prozess. Der Kommunikation im Team kommt hier eine ganz besondere Rolle zu.

> Die Teamleitung sollte bei Problemen oder bei ersten Anzeichen für aufkommende Probleme und Konflikte immer das Gespräch suchen.

Konflikte können sehr unterschiedlich verlaufen. Konflikte, die ignoriert werden, ziehen nur scheinbar vorüber. Sie tauchen wieder auf, so, als würden Sie sie immer wieder »auf einem silbernen Tablett« serviert bekommen. Oft wird es dadurch noch schlimmer als es vorher war. Konflikte zeichnen sich dadurch aus, dass die Auseinandersetzung die Handlung(en) einer oder beider Seiten stark beeinträchtigt und die direkt Beteiligten oftmals nicht genau darstellen können, wie der Konflikt entstanden ist.

Sehr oft kann man nach dem Ausbruch eines Konflikts erkennen, welche Anzeichen es vorher schon gab, die jedoch nicht ernstgenommen wurden. Das können Signale sein wie z. B. Unlust, ein unsachlicher Ton und häufige Krankmeldungen. Ebenso kann der Konfliktauslöser, wie das Fehlen von klaren Absprachen und mangelnde Transparenz von Zuständigkeiten, hinterher »ausgemacht« werden. Im Anfangsstadium wäre der Konflikte noch abzuwenden gewesen. Es lohnt sich also, wenn Sie in Ihrem Team auf die »kleinen Zeichen« und eindeutige Strukturen achten.

Konfliktherde

Die Pflegerinnen Julia Schwenk und Patricia Nolte werden beim Antreten ihres Nachtdienstes im Altenheim immer wieder von derselben Kollegin bei der Übergabe mit dem Satz begrüßt: »*Wir sind nicht dazu gekommen.*«. Ihr Dienst beginnt mit der Aufarbeitung der liegen gebliebenen Stationsarbeit. Nach einigen Monaten stellt sich bei Ihnen das ungute Gefühl ein, dass die Stationsarbeit absichtlich nicht gemacht wurde (»*Komisch, immer wird alles auf den Nachdienst abgewälzt.*«). Nachweisen können sie es jedoch nicht. Beide Pflegerinnen sprechen die Leitung auf dieses Problem an. Die Leitung verharmlost

▼

das Ganze: »*Ihr wisst doch, dass das immer mal wieder vorkommen kann, vielleicht bildet ihr euch das auch nur ein, das es immer bei euch ist!*«. Frustriert verlassen beide Frauen das Stationszimmer. Die nächste Übergabe beginnt wieder mit demselben Satz und die Gefühle der Altenpflegerinnen »kochen hoch«. Es kommt zu persönlichen Angriffen: »*Lackiert ihr tagsüber unseren Bewohnerinnen die Nägel oder warum schafft ihr die Arbeit nicht?*« Der Konflikt eskaliert, ein verbaler »Schlagabtausch« beginnt.

In diesem Beispiel wird deutlich, was passiert, wenn die Stationsleitung nicht sofort eingreift und das offene Gespräch mit den allen Beteiligten sucht. Gerade, wenn es sich um Vermutungen handelt, muss die Sache geklärt werden. Der Konflikt »brodelt« ansonsten weiter und ein »Buschfeuer« oder gar »Steppenbrand« ist immer schwerer unter Kontrolle zu bekommen als eine kleine Flamme.

Bevor ein Konflikt ausbricht, herrscht oft eine Atmosphäre, die von Annahmen, Gefühlen, Beobachtungen, Bewertungen, Missverständnissen und Meinungsverschiedenheiten geprägt ist. Diese bleiben unausgesprochen und verhindern einen offenen Umgang miteinander [40]. Dadurch bleibt viel Raum für Vermutungen, die nicht auf ihren Wahrheitsgehalt geprüft werden. So werden Konflikte lange nicht als solche erkannt und sie entwickeln eine Eigendynamik. Auch beleidigtes Zurückziehen, Stress und Zeitdruck tragen dazu bei, dass diese Dinge nicht besprochen werden.

Missverständnisse und Probleme treten immer auf. Zu ihrer Lösung und Bewältigung muss man sich mit den anderen Teammitgliedern auseinandersetzen und sich verständigen. Ist diese Verständigung, wie oben beschrieben, behindert, verlagert sich die Auseinandersetzung. Der Inhalt ist dann nicht mehr die Bewältigung des Problems, sondern das Verhalten der Beteiligten. Jetzt wird auf einmal nicht mehr die »Sache« verhandelt, sondern die »Beziehung« und der Konflikt ist da. Die Verschiebung von der Sach- auf die Beziehungsebene nehmen die Beteiligten meist unbewusst vor. Wann aus einem Problem ein Beziehungskonflikt wurde, können sie weder erkennen noch benennen. Allein das Bewusstsein, dass so eine Verschiebung passieren kann,

Brainstorming

Da für die Lösung von Problemen immer ein gewisses Maß an Kreativität und Spontanität erforderlich ist, ist es sinnvoll, das Kreativitätspotenzial des Teams zu nutzen. Dazu bietet sich z. B. das Brainstorming an. Hier geht es darum, auf einen Flipchart oder einem großen Bogen Papier, möglichst viele Ideen für die Lösung eines Problems zu sammeln und den Gedanken dabei freien Lauf zu lassen. Kritik ist dabei verboten, da der kreative Prozess sonst gestört wird. Danach können die gesammelten Ideen weiterentwickelt werden.

Methode 6-3-5

Eine andere Technik ist die 6-3-5-Methode, sie dauert ca. 30 Minuten. Jedes der sechs Gruppenmitglieder hat fünf Minuten Zeit, um drei Lösungsvorschläge für ein vorgegebenes Problem zu notieren. Seine Lösungen trägt es auf einem Blatt ein, dass in drei Spalten und sechs Zeilen (achtzehn Kästchen) unterteilt ist. Dann wird das Blatt weitergegeben. Der nächste greift die vorhandenen Lösungsansätze auf und ergänzt sie (spontane Assoziationen). So geht es reihum, bis das Blatt wieder beim ursprünglichen Ideengeber ankommt. Die Vorteile der Methode 6-3-5 liegen v. a. darin, dass alle Teilnehmer aktiv mit einbezogen werden und schriftlich formulierte Ideen meist schon etwas konkreter sind, als die Ergebnisse eines rein mündlichen Brainstormings [53].

Konfliktgespräch

Kritisiere das Verhalten, nicht die Person!

Ein gutes Konfliktgespräch soll dazu führen, Vertrauen aufzubauen, die Beziehung zu stärken und sich gegenseitig zu respektieren. Zunächst steht die Abgrenzung des Konflikts im Vordergrund. Es sollte ein gemeinsamer Lösungsweg erarbeitet werden, bei dem die Vereinbarung von Teilschritten wichtig ist. Hilfreich ist es, sich zeitliche Limits zu setzen, in denen die Teilschritte verwirklicht und überprüft werden. Dies bewirkt, dass sich beide Parteien verpflichtet fühlen und zu einem positiven Ganzen beitragen. Vermeiden Sie emotionale Überreaktionen insbesondere im Beisein anderer Kollegen. Suchen Sie schon bei aufkommenden Konflikten das Gespräch »unter vier Augen« und warten Sie nicht bis es eskaliert. Geben Sie Ihrem Mitarbeiter die Chance sein Verhalten und seine Sichtweise zu erklären.

Konfliktgespräch »unter vier Augen«

Beginnen Sie das Gespräch sachlich, ohne voreilige Bewertungen. Bitten Sie den Mitarbeiter um eine Erklärung für sein Verhalten. Thematisieren Sie die negativen Auswirkungen, die der Konflikt auf Dauer für das ganze Team hat. Die Erwartungen an den Mitarbeiter bezüglich seines zukünftigen positiven Verhaltens werden schriftlich festgehalten und unterzeichnet. Ein zweiter Gesprächstermin zum Informationsaustausch wird vereinbart. Der Betroffene sollte bei Abschluss des Gesprächs wissen, dass Sie ihn weiterhin wertschätzen und nach wie vor auf seine Leistung setzen. Betonen Sie, dass die bislang bestehende Vertrauensbasis für eine erfolgversprechende Zusammenarbeit beibehalten bleibt. Signalisieren Sie Vertrauen (»*Alles was wir besprochen haben, bleibt hier im Raum.*«).

Beachten Sie die folgenden 3 Kriterien, wenn Sie Gespräche führen. Sie sind förderlich für die Kommunikation im Team und im Alltag.

- **Feedback geben**
  Feedback (Rückmeldung) ist eine Mitteilung an eine andere Person, die diese darüber informiert, wie ihre Verhaltensweisen von mir wahrgenommen, verstanden und erlebt wurden. Feedback ist wertfrei und beschreibt nur die Kommunikation. Es soll als Angebot gegeben werden, nicht als Druck. Lobe die Person, kritisiere das Verhalten. Beschreibe das beobachtbare Verhalten: »*Du wirkst auf mich …*«, »*Gestern habe ich beobachtet, dass du …*«. Behandeln Sie andere Personen immer so, wie Sie selbst behandelt werden möchten, das gilt insbesondere für das Geben von Feedback. Es soll für den anderen eine Rückmeldung sein und Niemanden fertigmachen. Der Hauptfehler beim Geben von Feedback ist, dass sofort die Person bewertet wird (»*Sie sind aggressiv.*«), anstatt das (ver-

Achten Sie beim Gespräch über Ziele darauf, dass Sie sich nicht in alten Vorwürfen verfangen oder in der Frage: »*Wer hat angefangen?*«, »*Warum ist es so passiert?*«, »*Wer ist schuld daran?*«. Das ist ein unlösbares Dilemma, extrem zeitaufwendig und nicht zielführend. Konzentrieren Sie sich immer auf zukünftige Lösungsmöglichkeiten. Wer sich zu sehr mit Fehlern, d. h. mit der Vergangenheit, beschäftigt, verliert den Blick für Lösungen, die in der Zukunft liegen. Das Sprechen über Hoffnungen, Wünsche und Interessen hilft oft, Konflikte zu lösen. Konfliktlösung erfordert Disziplin. Denken Sie daran, dass Menschen ihre eigenen Ideen am besten finden. Das Prinzip der Kooperation ist Voraussetzung für eine erfolgreiche Kommunikation [79].

Verhaltensmuster bei Konflikten

Wer etwas will, sucht Wege, wer etwas nicht will, sucht Gründe.

Führungskräfte nehmen bei Auseinandersetzungen oft eine ganz bestimmte Haltung ein [31]. Die Art, wie Führungskräfte mit Konfliktsituationen umgehen ist jedoch nicht immer zielführend; zu diesen Verhaltensweise gehören:

- **Vermeiden**
  Das Vermeiden eines Konfliktes scheint auf den ersten Blick das Beste zu sein. Dem Konfliktpartner wird aus dem Weg gegangen, in der Hoffnung, der Konflikt löse sich von selbst (aussitzen) oder gerät in Vergessenheit. Erfahrungsgemäß passiert das aber nicht und der Konflikt verfestigt sich und wird dadurch (Stichwort: »verhärtete Fronten«) größer. Bei der Konfliktvermeidung werden weder die eigenen Interessen noch die Bedürfnisse des Gegenübers berücksichtigt [40]. In Firmen erkennt man die passive Konfliktvermeidung bei übertriebenen Harmonievorgesetzten, die lieber alles »unter den Teppich« kehren. Sie wollen die Harmonie um jeden Preis aufrechterhalten und meiden unangenehme Themen, Situationen und Streit. Für Führungskräfte ist die starke Neigung zu passiver Konfliktvermeidung fatal [31].

- **Durchsetzen**
  Hier dominiert der Wunsch zu beweisen, dass man im Recht ist. Es wird versucht sich auf Kosten der anderen Person durchzusetzen. Nur der eigene Standpunkt zählt, die Meinung des Gegenübers ist unwichtig. Achtung: hier kann später die Rückrunde eingeleitet werden, der andere hat oft das Bedürfnis sich zu revanchieren, da er als Verlierer zurückgelassen wurde. Uneingestandene und oft unbewusste Minderwertigkeitsgefühle (»*Ich darf auf keinen Fall mein Gesicht verlieren.*«) werden im Konflikt reaktiviert.
- **Nachgeben**
  Nachgeben ist eine Variante, um einen moralisch überlegenen Standpunkt zu behalten, auch wenn die Person in der Sache verloren hat. Nach dem Motto: »*Der Klügere gibt nach.*«. Die Person fühlt sich im Recht, gibt aber nach, da die andere Person noch nicht in der Lage ist die »richtige« Lösung zu erkennen. Konflikte werden dadurch oft schnell beendet. Ob es auf Dauer befriedigend ist immer nachzugeben sei dahingestellt [40]. Kellner [31] weist darauf hin, das Nachgeben mitunter Folgekonflikte nach sich zieht. Für die Gegenseite kann der Eindruck entstehen, dass es immer leicht ist, einen Sieg zu erringen. Das kann zu einer zunehmenden Dreistigkeit führen. Meist ist der, der nachgegeben hat dennoch mit dem Sieg des Gegners unzufrieden und äußert das mit den Worten: »*Mit mir kann man es ja machen.*« oder er zieht aus der Niederlage einen moralischen Sieg (»*Ich bin ein friedliebender Mensch und streite mit keinem.*«).
- **Kompromiss**
  Beide Parteien versuchen, die Bedürfnisse des anderen zu berücksichtigen. Sie sind bereit, zu Gunsten einer Einigung auf bestimmte Dinge zu verzichten und sich in der Mitte zu treffen. Von diesen Zugeständnissen aller lebt ein Kompromiss, deshalb hat man hier Gewinner auf beiden Seiten. Gleichzeitig verlieren aber auch beide Seiten, denn der Kompromiss wird ihren ursprünglichen Interessen nicht gerecht [40].

(engl. »boss«, Chef). Für die systematische Schikane durch Vorgesetzte hat sich dieser Begriff herauskristallisiert. Dieser wird auf die Untersuchungen von Kile zurückgeführt, der in Norwegen auf diesen Umstand aufmerksam gemacht hat und diese Variante des Mobbings als »gesundheitsgefährdende Führerschaft« bezeichnet [32].

Beim Bossing werden z. B. die Möglichkeiten des Mitarbeiters eingeschränkt sich zu äußern und zusätzlich wird durch Drohungen Druck ausgeübt. Der Beschäftigte erhält Arbeitsaufgaben, die nicht seiner Qualifikation entsprechen. Er wird von Besprechungen ausgeschlossen, Gespräche finden ohne ihn aber über ihn statt. Es werden Gerüchte über den Betreffenden verbreitet. Das Opfer wird vor dem Team von dem Vorgesetzten lächerlich gemacht. So wird z. B. in der Teamfrühbesprechung ein Teammitglied zum wiederholten Male vom Chef(arzt) in erniedrigender Weise für vermeintliche Fehler verantwortlich gemacht.

Wenn Chefs mobben, kann es ein Zeichen von Unsicherheit sein. Fast [16] untersuchte in seiner jüngsten Studie, in welchen Situationen sich Chefs aggressiv verhalten und warum. Erst wenn sich ein Vorgesetzter inkompetent und unsicher fühlt, steigt seine Aggressionsbereitschaft gegenüber seinen Mitarbeitern drastisch an. Menschen in machtvollen Positionen brauchen mehr als andere das Gefühl von Kompetenz und Stärke, um die Anforderungen und Erwartungen zu erfüllen, die mit ihrer Position verbunden sind. Wer sich selbst als unsicher wahrnimmt, könnte sich von einem Untergebenen rasch (auch grundlos) bedroht fühlen und entsprechend offensiv reagieren.

Mobbing

Im Zuge eines Umbaus und der Umstrukturierung einer privaten Augenklinik lässt der Chef in einem Nebensatz vor den Angestellten fallen, dass wahrscheinlich in Zukunft nur noch zwei anstatt drei medizinische Fachangestellte benötigt werden, der OP bleibt weiter mit zwei Anästhesiefachpflegern besetzt. Corinna Carstens wird hellhörig

▼

und überlegt sich eine »Strategie«, um ihre Kollegin Marianne Baumann »loszuwerden«. Ihre andere Kollegin Regina Schlag, die eher etwas schüchtern und zurückhaltend ist, wird in den folgenden Wochen von ihr »umgarnt«. Corinna Carstens bietet dauernd unaufgefordert ihre Hilfe an und verabredet sich auch privat mit ihr. Im Praxisalltag verweist sie immer wieder auf kleine Fehler von Marianne Baumann und äußert sich abfällig, v. a. in ihrer Abwesenheit. Regina Schlag lässt sich zunächst darauf ein und lästert mit. Zusammen zu »tratschen« lockert ja auch den Arbeitsalltag ein bisschen auf und nimmt den Stress. Corinna Carstens fühlt sich sicher und geht jetzt einen Schritt weiter. Sie verursacht absichtlich Fehler, die sie Marianne Baumann zuschreibt. Regina Schlag fällt auf, dass das nichts mehr mit »harmlosen Tratsch« zu tun hat und ihre Kollegin Marianne Baumann mittlerweile richtig schikaniert wird. Das empfindet sie als so belastend, dass sie noch am selben Tag, abends nach der Sprechstunde mit ihrem Chef darüber spricht. Er nimmt sich der Sache an.

Die Übergänge zwischen lästern und mobben sind fließend und an entsprechender Stelle, als bereits involvierte Kollegin auszusteigen ist oft nicht leicht und erfordert Mut und Selbstvertrauen. Nicht wegschauen und billigen, sondern hinschauen und aktiv werden ist immer die bessere Alternative. Auch, wenn es im ersten Moment schwieriger erscheint, ist es auf lange Sicht gesehen besser, weil das Richtige getan wurde.

Es gibt Probleme im Berufsalltag, die das Arbeitsklima besonders belasten. Dazu gehört Mobbing. Mobbing (engl. »to mop«, anpöbeln, angreifen, bedrängen, über jemanden herfallen).

Mobbing bezeichnet eine genau einzugrenzende Form des arbeitsbezogenen Psychoterrors. Unter Mobbing am Arbeitsplatz versteht man eine konfliktbelastete Situation, bei der die betroffene Person von einer oder mehreren Personen systematisch, mindestens einmal pro Woche, und mindestens während eines zusammenhängenden halben Jahres, mit dem Ziel und/oder Effekt des Ausschlusses aus dem gemeinsamen Tätigkeitsbereich, direkt oder indirekt angegriffen wird. Als Psychoterror gelten An- und Übergriffe, die die Kommunikationsmöglichkeiten von Beschäftigten einschränken, ihre sozialen Beziehungen und ihr soziales Ansehen schädigen, die Qualität ihrer Berufs- und Arbeitssituation verschlechtern, die Gesundheit belasten und letztlich die Ausgrenzung und den Ausschluss des Angegriffenen aus dem Betrieb bezwecken [37].

Synonym zu dem Begriff Mobbing wird auch der Begriff »Bullying« verwendet, der so viel wie tyrannisieren, einschüchtern und schikanieren bedeutet. Bullying, das im Ursprung vom Hauptwort »bully« abgeleitet ist bedeutet »brutaler Mensch« oder »Tyrann« [52].

Mobbing wird von Kollegen und Mitarbeitern betrieben. Dabei handeln die Täter selten allein, überwiegend agieren sie in Gruppen. Andere Gruppenmitglieder werden aufgehetzt und mitgezogen. In bestimmten Branchen ist Mobbing besonders verbreitet, z. B. im Gesundheits- und Erziehungswesen und in der öffentlichen Verwaltung: Mitarbeiter im Gesundheitswesen sind 7-mal häufiger von Mobbing betroffen als Mitarbeiter anderer Berufe [87].

Personen, die mobben verfügen oft über eine mangelnde Fähigkeit zur Kommunikation. Auch Intoleranz, soziale Unsicherheit und die Unfähigkeit Konflikte offen auszutragen gehören dazu. Neid, Missgunst, Arroganz, Frustration, Langeweile, Druck und Konkurrenzangst sind oft die Auslöser für Mobbing [37].

Praxistipp

Wie kann sich eine Person, die gemobbt wird, verhalten?

- Fakten sammeln und notieren (wer hat was, wann gesagt oder getan).
- Zeugen suchen.
- Die Aufzeichnungen an einem sicheren Ort aufbewahren.
- Mit dem Vorgesetzten darüber sprechen.
- Externe Hilfe suchen (Hausarzt, Beratungsstellen, Betriebsarzt).

Wie verhalte ich mich als Teamleiter bzw. Führungskraft?

Auch ein Teamleiter kann selbst ungewollt die Ursache für Mobbing werden. Wenn er z. B. einen Lieblingsmitarbeiter hat, den er ständig bevorzugt und als Vorbild darstellt. Diese Mitarbeiter (»Stationsliebling«, »Musterschüler«, »Lieblingsmaus«) können von den Kollegen hinter dem Rücken der Leitung gemobbt werden. Bevorzugen Sie als Teamleitung kein Teammitglied und denken Sie daran, wenn Sie Lob und Anerkennung verteilen. Ihre Mitarbeiter haben sehr »feine Antennen« dafür, wer was wann bekommt.

Auch Mitarbeiter, die der Teamleiter selbst nicht mag und über die er vielleicht einmal abfällige Bemerkungen fallen lässt, werden leicht zu Mobbing-Opfern. Sie gelten schnell als »Prügelknaben«, die die Leitung »zum Abschuss« freigegeben hat. Seien Sie als Führungskraft immer vorbildlich und positiv in Ihrem Verhalten, die Mitarbeiter beobachten ihr Verhalten ganz genau.

Beobachten Sie kritisch, ob nicht vielleicht doch uralte Vorurteile (»*...wieder eine von Station 13...*«), ungerechtfertigte Abneigungen, Konkurrenzdenken (»*Es ist nur eine Oberarztstelle frei.*«) und andere menschliche Schwächen die Ursache für Mobbing in Ihrem Team geworden sind. Sie dürfen nicht zulassen, dass z. B. jüngere Kollegen ältere Mitarbeiter (»*Das kapiert die doch nie mit dem neuen Computer.*«) oder umgekehrt (»*Die ist doch viel zu jung und unerfahren im OP.*«) schikanieren. Achten Sie auf Ihre Vorbildfunktion.

Kellner [31] weist darauf hin, wachsam gegenüber Mitarbeitern zu sein, die sich selbst immer dann als Mobbing-Opfer bezeichnen, wenn sie ihren Willen nicht bekommen, keine Lust haben sich in eine Arbeitsgruppe einzufügen, ihnen die Arbeit zu anstrengend wird oder keine Kritik annehmen können. Nicht immer sind Mobbing-Opfer die armen, unschuldigen Opfer. Berechtigte Kritik in Form und Vortrag wird gelegentlich als Mobbing uminterpretiert, insbesondere von jammernde Egoisten, Verwöhnten oder »Sensibelchen«.

Mobbing ergibt sich immer aus einem Konflikt, der selbst vielleicht noch gar nicht offenliegt, aus Fehlverhalten (von Opfer, Täter oder Chef) oder aus einem allgemein konfliktträchtigen Umfeld. Dieses kann durch übermäßigen Stress entstehen, durch Langeweile oder auch durch drohende Probleme wie Personalabbau oder Umorganisation. Ständiger Zeitdruck und Überforderung begünstigen Mobbing. Rücksichtnahme, Kollegialität und Hilfsbereitschaft bleiben in derartigen Situationen schnell außen vor [37].

Bei übermäßigen Stress kann es vorkommen, dass Mitarbeiter ihren Frust an einem schwachen und wehrlosen Mitglied des Teams oder an dem (vermeintlichen) Verursacher der Belastungen auslassen: »*Wenn Frau Becker nicht so nachlässig arbeiten würde, hätten wir alle nicht so viel Ärger.*«, »*Die wird schon sehen, was sie davon hat!*«.

Mobbing hat selten einen sachlich nachvollziehbaren Grund in der Person. Mobbing aus Angst vor Veränderungen (zwei aus dem Team müssen auf eine andere Station wechseln) oder vor Verlust des Arbeitsplatzes können dazu führen, dass jeder Kollege ein Konkurrent ist. In solchen Situationen wird das Mobbing-Problem nicht allein dadurch aus der Welt geschafft, dass man das Opfer entfernt. Die Täter suchen sich sofort ein neues Opfer. Jeder, der weg ist, ist ein Konkurrent weniger. Es sind oft Personen gefährdeter, die sich auf irgendeine Weise von den anderen Kollegen unterscheiden. Das bedeutet, die Täter reagieren nicht auf eine objektiv nachvollziehbare fehlende Qualität des Opfers, sondern agieren aus Angst oder Aggressivität. Werden solche Gefühle nicht offen gelegt und bearbeitet, wirkt die zerstörerische Form des Mobbings weiter.

Präventionsmaßnahmen wie etwas Anti-Mobbing-Konventionen, Betriebsvereinbarungen und der Einsatz von Mobbing-Beratern und Schulungsmaßnahmen für Mitarbeiter und Führungskräfte sind daher wichtig und werden schon in einigen Kliniken durchgeführt. In vielen Fällen beginnt Mobbing unmittelbar nach Antritt einer neuen Arbeitsstelle. Am häufigsten tritt Mobbing unter Gleichgestellten auf, daher sind Gruppen dafür anfällig. Frauen sind häufiger Mobbing-Opfer als Männer. Welche Kosten und Konsequenzen Feindseligkeit unter der Belegschaft für das Gesundheitssystem und die einzelnen Mitarbeiter nach sich zieht, zeigt Arle [2] auf (▶ Top im Job: Nicht ärgern, ändern).

Neid

Der Neid ist die aufrichtigste Form der Anerkennung. (W. Busch)

Es gibt zwei Voraussetzungen für Neid: Konkurrenz und ein geringes Selbstwertgefühl.

Carola Schneider absolvierte ihre Ausbildung zur Pflegerin in Brasilien und arbeitete dort über fünfzehn Jahre selbstständig in einem Dorf. Sie wurde so ausgebildet, dass sie im Notfall einen Arzt oder eine Hebamme ersetzen konnte. Fachärzte und Krankenhäuser waren Stunden entfernt und schlecht zu erreichen. Die Arbeit von Carola Schneider ist durch ein solides Fachwissen, schnelles und richtiges Handeln und oft auch durch Improvisationstalent geprägt. Zurück in Deutschland arbeitet Carola Schneider in der Notfallambulanz einer großen Klinik in Hessen. Von ihrer Kollegin Kristina Meier wird sie beneidet, weil sie für ihre Arbeit mehr Anerkennung und Lob von den Ärzten bekommt. Kristina Meier gibt ihren Neid aber nicht zu, sondern äußert »*Das möchte ich gar nicht alles können, was Carola kann, da müsste ich ja noch mehr machen.*« und »*Na ja, so toll war die Erstversorgung auch nicht.*«.

Das Schlechtreden von etwas, was man eigentlich selbst gerne hätte, ist symptomatisch für neidische Menschen, das ist die einfachste und häufigste Reaktion. Neid macht unzufrieden [26].

Es gibt drei Formen von Neid: Depression, Ehrgeiz und Empörung [26].

- Der **Depressive** erkennt an, dass der andere das begehrte Gut rechtmäßig besitzt. Er glaubt nicht, dass er fähig ist, das Gleiche zu erreichen. Ärger und Wut richtet er gegen sich selbst.
- Der **Ehrgeizige** wird durch seinen Neid angespornt. Ärger und Wut verwandelt er in die Anstrengung, etwas zu erreichen.
- Der **Empörte** glaubt, dass der andere das beneidete Gut nicht rechtmäßig besitzt.

Im o. g. Beispiel ist Kristina Meier eine »Empörte«, die versucht, Carola Schneider mit ihrem Gerede bei den anderen Kolleginnen schlecht zu machen. Bei jeder passenden Gelegenheit lässt Kristina Meier »spitze Bemerkungen« über Carola Schneider fallen. Sie sucht Verbündete, die Carola Schneider auch nicht mögen. Dieses Verhalten ist typisch. Neider werten ihr Selbstwertgefühl auf, indem sie sich mit anderen verbünden. Schafft es Kristina Meier viele Mitstreiter gegen Carola Schneider zu finden, kann das neidische Verhalten nahtlos in Mobbing übergehen. Gehen die Kolleginnen nicht auf die gehässigen Bemerkungen ein, weil es kleinlich und kindisch wirkt oder halten noch dagegen (»*Das hat sie doch wirklich gut gemacht, ein Arzt hätte es auch nicht anders gemacht.*«) wird das Selbstgefühl des Neiders noch schwächer und der Neid auf die Kollegin wächst.

Wie können Sie sich verhalten, wenn Sie in Carola Schneiders Situation wären? Wenn man selbst beneidet wird, hilft es, positiv über den anderen zu sprechen. Lobt man Neider nimmt man die Konkurrenz nicht an (»*Toll, dass du mir bei dem Patienten alles so schnell angereicht hast, wir waren ein gutes Team!*«), stattdessen verkehrt man sie in Wertschätzung. Es ist fast unmöglich, jemanden zu beneiden, von dem man weiß, dass er einen schätzt.

Neid liefert uns Aufschluss über unseren Selbstwert, unseren Ehrgeiz und unser Gerechtigkeitsempfinden. Er regt uns an zu prüfen, ob unsere Ziele, die wir im Leben verfolgen, angemessen sind [26].

Störendes Teamverhalten

Sturheit – Widerstand – Feindseligkeit

Das negative Verhalten eines Teammitglieds kann die gesamte Teamarbeit schwer belasten.

So kann eine unflexible Grundhaltung (im Extremfall Sturheit) zu erheblichem Widerstand in Arbeitsabläufen führen, die letztendlich in Aggression und offene Feindseligkeit münden können.

Dr. Heller, ein junger neuer Oberarzt verändert bestimmte eingefahrene Abläufe im OP, die ein Umdenken für den instrumentierenden Operationsfachpfleger Steffen Lange erfordern. Dieser möchte gerne am alten, für ihn gewohnten Schema festhalten und reagiert mit den Worten: »*Das haben wir bei Dr. Stein aber immer anders gemacht!*«. Dr. Heller kontert: »*Ich bin aber nicht Dr. Stein, ab jetzt machen wir es so, wie ich es vorgebe.*«.

Solche Konflikte sind typisch und wiederholen sich. Gerade bei Verfahren, wo es um persönliche »Vorlieben« geht (eine andere Lagerung des

Patienten, von links Instrumentieren etc.) und es mehrere verschiedene Lösungsmöglichkeiten gibt. Diese »kleinen Machtspiele« setzen sich fort und bei der nächsten OP liegen die Instrumente wieder auf der »falschen« Seite. Für den Arzt ist das eine stark belastende Situation, weil er sich in seiner Kompetenz angezweifelt fühlt. Es ist immer ein heikler Punkt für »junge« oder »neue« Mitarbeiter damit umzugehen. Oft fehlt es ihnen noch an Führungskompetenz und Erfahrung, sie reagieren deshalb mit autoritärem Verhalten oder starker Unsicherheit.

Natürlich bedeutet es für den Pfleger einen höheren kognitiven Aufwand sich umzustellen, der auch zu Stress führen kann. Es ist jedoch nicht zielführend und kooperativ stur an den alten Verfahren festzukleben und damit immer wieder Konflikte heraufzubeschwören.

Gerade im OP sind die Kommunikation und die Teamatmosphäre besonders wichtig. Da es sich überwiegend um zeitkritische oder irreversible Abläufe handelt führen Störungen in der Kommunikation und im zwischenmenschlichen Bereich zu einem deutlichen Ansteigen der Fehler [81].

Desinteresse

Desinteresse ist oft das Resultat eines langwierigen Prozesses. Es zeigt sich, wenn ein Mitarbeiter innerlich abschaltet und das nach außen kaum verbirgt. Wiederholte frustrane Versuche, z. B. unreflektiert oder unbegründet abgelehnte Verbesserungsvorschläge führen auf Dauer zum Nachlassen der Eigeninitiative und Desinteresse. Dies drückt sich dann im »Dienst nach Vorschrift« aus und ist belastend für das gesamte Team.

Rollenüberschreitungen

Ein typischer Konfliktherd ist die Information der Angehörigen über Ausmaß, Schwere und Prognose der Erkrankung des Patienten. Dies ist ganz klar eine ärztliche Aufgabe, die aber trotzdem immer wieder von dem pflegenden Personal übernommen wird. Oft führen zeitliche Engpässe dazu (der Arzt ist nicht auf Station, gerade im OP etc.). Trotz allem darf es nicht zu diesen Rollenüberschreitungen kommen (»Chefsache«). Auch ein Pfleger möchte bei Problemen während seines Ur-

- **Killerphrasen**
  »*Das ist ja unrealistisch.*«, »*Für so einen Quatsch haben wir keine Zeit.*«, »*Leben Sie auf dem Mond?*«, »*Jeder vernünftige Mensch weiß doch …*«, »*Du brauchst mir gar nichts zu erklären, ich weiß Bescheid.*«, »*Das ist doch Unsinn!*«, »*Ich verstehe nicht, warum du damit Probleme hast.*«.
- **Bagatellisierungen**
  »*Ach, davor brauchen Sie doch keine Angst zu haben.*«, wenn z. B. eine Praktikantin zusammen mit einer Pflegerin eine verstorbene Frau aus dem Krankenzimmer in die Pathologie bringt. »*Das ist doch nicht der Rede wert.*«, »*Da brauchen Sie doch kein komisches Gefühl zu haben.*«, »*Das ist hier unser täglich Brot*«.
- **Druckformulierungen**
  »*Ich erkläre Ihnen das …*«, »*So schwierig ist das doch gar nicht!*«, »*Na hören Sie mal, dass weiß man doch.*«.

> Killerphrasen sind verbale Druckmittel, mit denen bestimmte Verhaltensweisen erzwungen bzw. erpresst werden. Sie sind immer schädlich für die Kommunikation, weil sich der Empfänger angegriffen fühlt.

Beachten Sie Kommunikationsregeln

- Es redet immer nur eine Person.
- Jeder darf ausreden (Zeitlimit setzen, max. 5 Minuten).
- Keine Nebengespräche.
- Aufmerksam zuhören und aufeinander eingehen (»*Habe ich dich richtig verstanden?*«).
- Keine Schuldzuweisungen, die Gruppe diskutiert über die Sache.
- Persönliche Angriffe sind nicht erlaubt. Keine »Blame-games« (► Erklärung s. unten).
- Das Ziel, das Finden einer Lösung im Kopf behalten.
- In Ich-Form sprechen. Vermeiden Sie »Man«- bzw. »Wir«-Formulierungen [40].

Blame-game

»Blame-game« kommt vom engl. »to blame«, jemanden blamieren und bezeichnet im Amerikanischen das Zurückfallen in Vorwürfe. Es wird nicht mehr versucht zukunftsorientiert zu denken, sondern die Parteien bemühen die Vergangenheit, um den anderen vorzuführen.

Überprüfen Sie Ihr Kommunikationsverhalten, indem Sie folgende Aspekte berücksichtigen:

Aktives Zuhören

Konzentrieren Sie sich auf das, was der andere sagt. Eine gute Methode ist, dass der Zuhörer mit eigenen Worten wiederholt, was er glaubt, verstanden zu haben, z. B. »*Habe ich dich richtig verstanden, dass …*«, »*Hast du das Gesagte so und so gemeint?*«, »*Ich fasse das Gesagte noch einmal zusammen, habe ich alles richtig verstanden und wiederholt?*« Missverständnisse lassen sich so vermeiden, besonders dann, wenn es sich um ein Konfliktgespräch handelt.

Konzentration auf den Gesprächspartner

Wenn Sie ein Gespräch führen, konzentrieren Sie sich auf ihren Gesprächspartner und unterbrechen Sie ihn nicht (das ist unhöflich, oft wird hier Macht demonstriert). Menschen haben mitunter die Angewohnheit dazwischenzufunken und gute Ratschläge zu geben (»*Ja, ich weiß, dass kenne ich …*«, »*Ja, das hatte ich auch schon einmal.*«). Ihr Gesprächspartner fühlt sich dadurch nicht wahrgenommen und verstanden. Sie versäumen, durch diese vorschnelle Reaktion auf ihren Gesprächspartner, sich Zeit für ein wirkliches Verständnis des Problems zu lassen. Beenden Sie nie die Sätze ihres Gesprächspartners (»*Ja, ich weiß und dann konntest du das Röntgenbild noch einmal machen.*«) und auf gar keinen Fall, wenn Sie jemanden im Team haben der stottert.

Weitere »kommunikative Unarten« sind:

- Eine Erwiderung zu Recht legen, während die andere Person noch spricht. Sie sind dann mit ihrer Konzentration bei sich und nicht bei ihrem Gesprächspartner.

- Die Gedanken abschweifen lassen. Ein häufiges Nachfragen ist dann die Folge (»*Was hast du gerade gesagt?*«, »*Kannst du das bitte noch einmal sagen?*«).
- Reden, wenn der andere noch spricht (»*Habe ich dir schon von dem Simulator mit Force-Feedback-Technik erzählt?*«) oder mitten im Satz eine Frage stellen (»*Was ist denn gestern aus der Blutsenkung von Herrn Schöffel geworden?*«).

Überprüfen Sie Ihre Kommunikation und seien Sie wachsam, denn dann können Sie »eingefahrene« Kommunikationswege auch wieder verlassen und Fehler vermeiden.

Verschiedene Fragetechniken

Wer richtig gut zuhört, stellt richtig gute Fragen.

Fragen halten ein Gespräch in Gang und signalisieren Interesse am Gegenüber. Fehlende Informationen können so eingeholt werden. Damit das Gespräch flüssig läuft, stellen Sie immer nur eine Frage und verzichten Sie auf verschachtelte Sätze. Formulieren Sie Ihre Fragen verständlich und knüpfen Sie an das Wissen und die Bedürfnisse Ihres Gesprächspartners an.

Offene Fragen

Offene Fragen sind Fragen, die dem Befragten alle Möglichkeiten zur Antwort offen lassen. Eine offene Fragestellung erkennt man daran, dass sie nicht nur mit einem Wort beantwortet werden kann. Es sind die typischen »W-Fragen« (was, wie, wo, warum, wer, womit, wodurch). Beispiel: »*Wie könnten wir deiner Meinung nach morgens den Ablauf verbessern?*«, »*Welchen Vorschlag machen Sie?*«, »*Was halten Sie von dem neuen Ultraschallgerät?*«. Durch offene Fragen erhalten Sie viele Informationen und Lösungsvorschläge. Die Befragten fühlen sich nicht eingeengt, sondern persönlich angesprochen. Offene Fragen bieten Raum für ausführliche Antworten und der Befragte hat die

Möglichkeit, etwas zu begründen, in bestimmten Zusammenhängen darzustellen oder bestimmte Handlungsweisen zu erklären.

Geschlossene Fragen

Geschlossenen Fragen sind Fragen, die die erwartete Antwort auf Ja oder Nein, einen Begriff oder eine ganz bestimmte Information beschränken. »*Haben wir noch genug Zellstoff?*« Geschlossene Fragen sind sinnvoll, wenn Sie nur ganz kurz und knapp eine bestimmte Information einholen wollen. Diese Art der Fragetechnik ist zu vermeiden, wenn Sie ein Gespräch in Gang halten möchten.

Suggestivfragen

Suggestivfragen sind Fragen, die den Gesprächspartner durch die Wortwahl und durch eine absichtliche Eingrenzung der Möglichkeiten unterschwellig nahe legen, eine bestimmte Antwort zu geben. Sie drängen den Gesprächspartner in die Defensive.

› Vermeiden Sie Suggestivfragen.

Mit der Suggestivfrage will ich manipulieren, dem Gegenüber meine Meinung aufdrängen, da jede Suggestivfrage meine Meinung in Frageform darstellt.

»Sicher befürworten Sie ja auch, dass wir nur einmal im Monat eine Teambesprechung einberufen.«, »Sie sind doch auch der Meinung, dass noch ein Mann gar nicht in unser Team passt.«, »Sie sind doch auch überzeugt, dass die Hauptschwierigkeit mit Frau Dr. Hansen zusammen zu arbeiten, an ihrer mangelnden Motivation und ihrer überheblichen Art liegt.«, »Ihnen ist doch auch an einer schnellen Entscheidung gelegen?«

Fragen sind ein wichtiges Element in der Kommunikation. Das Gespräch wird lebendig und das wirkt sich positiv auf die Beziehungsebene aus.

Fazit

- Konflikte gehören zum Teamalltag.
- Aus Sachproblemen werden schnell Beziehungsprobleme.
- Ein gutes Konfliktgespräch baut Vertrauen auf.
- Ziele müssen positiv formuliert werden.
- Führungskräfte präferieren bestimmte Verhaltensmuster in Konflikten.
- Bossing, Mobbing und Neid vergiften die Atmosphäre.
- Negative Kommunikationsstrukturen belasten das Team.
- Kommunikationsregeln sind wichtig.
- Fragen beleben das Gespräch.

In aller Kürze

Der Mensch ist die beste Medizin des Menschen. (aus Nigeria)

In Gesundheitsfachberufen bestimmt die Kommunikation den Alltag. Diese wird von vielen unterschiedlichen Störquellen beeinflusst. Dazu gehören der Schichtdienst, Hektik, Stress, emotionale Belastungen, Zeitdruck, Kostendruck und zu wenig Personal.

Teams, die im Gesundheitswesen tätig sind, müssen sich immer wieder neu auf verschiedene Menschen und Situationen einstellen. Das erfordert soziale Kompetenz und Flexibilität im Denken und Handeln. Auf der einen Seite profitiert ein Team von den verschiedenen Persönlichkeiten, auf der anderen Seite führt dies auch immer wieder zu Spannungen und Konflikten. Diese frühzeitig zu erkennen und zu lösen ist eine Herausforderung sowohl für die Leitung, als auch für alle Teammitglieder.

Fachkompetenz und antrainierte Rollen allein reichen nicht aus, um ein Team zu führen. Eine authentische Führungspersönlichkeit, die ihre eigenen Stärken und Schwächen kennt, ist hier gefordert. Zur Mitarbeiterführung gehört ein hohes Maß an interpersonalen Fähigkeiten, analytischem Denkvermögen und die Fähigkeit Gefühle mitzuteilen. Gerade auf der Beziehungsebene entstehen die meisten Kommunikationsstörungen und Konflikte. Ein offenes Gespräch und ein konstruktives und wertschätzendes Miteinander sind wichtig, um Störungen und Missverständnisse zu vermeiden. Schuldzuweisungen helfen bei Konflikten nicht weiter, sie sind vergangenheitsbezogen und führen nie zum Ziel.

Jeder Einzelne kann persönlich viel dazu beitragen, dass Teamarbeit gelingt. Dazu gehört die Reflexion des eigenen Verhaltens, d. h. worauf richten Sie ihre Wahrnehmung, wie gehen Sie mit Vorurteilen um, welche Annahmen bestimmen Ihr Denken, wie begegnen Sie anderen Teammitgliedern und wie gehen Sie mit Konflikten um.

> Authentizität, Engagement, Selbstverantwortung und Klarheit in der Kommunikation bilden die Basis für eine erfolgreiche Teamarbeit und Teamentwicklung.

Literatur

[1] Antoni C (2003) Teamarbeit. In: Auhagen AE; Bierhoff HW (Hrsg) Angewandte Sozialpsychologie. Das Praxishandbuch. Beltz, Weinheim
[2] Arle L (2004) Horizontal caring in nursing and a narrative community experience. Unpublished thesis for Masters in Nursing. Washington State University, Washington
[3] Arnold E, Blocks KU (1999) Interpersonal Relationships. Professional communication skills for nurses. Saunders, Philadelphia
[4] Auhagen AE, Bierhoff HW (2003) Angewandte Sozialpsychologie. Das Praxishandbuch. Beltz, Weinheim
[5] Bandura A (1969) Principles of behavior modification. Holt, Rinehart & Winston, New York
[6] Barett A, Piatek C, Korber S, Padula C (2009) Lessons learned from lateral violence and team-building intervention. Nursing administration quarterly. 33: 342–351
[7] Bartholomew K (2009) Feindseligkeit unter Pflegenden beenden. Huber, Bern
[8] Berne E (1970) Spiele der Erwachsenen. Psychologie der menschlichen Beziehungen. rororo, Hamburg
[9] Bonkowski F (2009) Team Building. 44 Aktionen, die verbinden. Aussaat, Neukirchen-Vluyn
[10] Buller, PF (1986) The Team-Building-Task Performance Relation: Some Conceptual and Methodological Refinements. Group & Organization Studies 11: 3
[11] Clark PR (2009) Teamwork: building healtier workplaces and providing safer patient care. Critical care nursing quarterly 32: 221–231
[12] Creative Healthcare Management (2008) Leading an Empowered Organization. Inspiring Ownership for Excellence. Training Manual. Creative Healthcare Management, Minneapolis
[13] Darmann I (2000) Kommunikative Kompetenzen in der Pflege. Ein pflegedidaktisches Konzept auf der Basis einer qualitativen Analyse der pflegerischen Kommunikation. Kohlhammer, Stuttgart
[14] Davidson PM (2002) The surgeon for the future and implications for training. ANZ 72: 822–828
[15] De Paulo B, Friedmann HS (1998) Nonverbal communication. In: Gilbert DT, Fiske ST, Lindzey G (eds) The handbook of social psychology. McGraw-Hill, NewYork
[16] Fast NJ, Chen S (2009) When the boss feels inadequate. Psychological Science, Early View online
[17] Ferguson LR (1970) Personality development. Brooks Cole, Belmont (Kalifornien)
[18] Fredrickson BL (2005) What good are positive Emotions? Vortrag auf der American Psychological Association in Washington
[19] Fredrickson BL (2009) Positivity. Crown, New York
[20] Freudenberger H (1974) Staff Burn-Out. J Social Issues 30: 159–165
[21] Gellert M, Nowak C (2002) Teamarbeit – Teamentwicklung – Teamberatung. Limmer, Meezen
[22] Goffee R, Jones G (2006) Führen mit Charakter. Harvard Business Manager
[23] Goleman D (2003) Emotionale Führung. Ullstein, Berlin
[24] Grönemeyer D (2003) Mensch bleiben. High Tech und Herz – eine liebevolle Medizin ist keine Utopie. Herder, Freiburg

[25] Günther U (2003) Basics der Kommunikation. In: Auhagen AE, Bierhoff HW (Hrsg) Angewandte Sozialpsychologie. Das Praxishandbuch. Beltz, Weinheim
[26] Haubl R (2001) Neidisch sind immer nur die anderen. Beck, München
[27] Hillhouse J, Adler C (1997) Investigating stress effect pattern in hospital staff nurse: results of a cluster analysis. Social Science Medicine 45: 1781–1788
[28] Hope JM, Lugassy D, Meyer R et al. (2005) Bringing interdisciplinary and multicultural team building to health care education: the downstate team-building initiative. Academic medicine. J Association Am Med Colleges 80: 74–83
[29] Hüther G (2009) Biologie der Angst. Wie aus Stress Gefühle werden. Vandenhoeck Ruprecht, Göttingen
[30] Jourard SM, Friedman R (1970) Experimentersubjekt Distance and Self-disclosure. J Pers Soc Psychol 15: 278–282
[31] Kellner H (1999) Konflikte verstehen, verhindern, lösen. Carl Hanser, München
[32] Kile S (1990) Helsefarlege leiarskap. Ein eksplorerande studie. Rapport til Norge. Almenvitenskapleige Forsknkngsrad. Universität Bergen
[33] Körner M (2008) Analysis and development of multiprofessional teams in medical rehabilitation. Psycho-social medicine 5: Doc01
[34] Krech D, Crutchfield R (2008) Grundlagen der Psychologie. Beltz, Augsburg
[35] Kulbatzki P, Schulz-Debor U (1993) Konfliktsituationen im Krankenhaus. Recom, Kassel
[36] Lennick D, Kiel F (2006) Moral Intelligence. Redline Wirtschaft, Heidelberg
[37] Leymann H (1993) Mobbing – Psychoterror am Arbeitsplatz und wie man sich dagegen wehren kann. rororo, Hamburg
[38] Lipton BH (2007) Intelligente Zellen. KOHA, Burgrain
[39] Mabey C, Caird S (1999) Building Team Effectiveness. Open University. Milton Keynes
[40] Motamedi S (1999) Konfliktmanagement. Gabal, Offenbach
[41] Margerison C, McCann D (1990) Team Management. Practical New Approaches. Mercury, London
[42] Matschnig M (2008) Körpersprache. Gräfe Unzer, München
[43] Mattes K (1992) Team Building: Help Employees Change from Me to We. In: HR Focus 69: 9
[44] Mehrabian A (1967) Inference of attitudes from nonverbal communication into channels. J Consulting Psychology 31: 248–252
[45] Mehrabian A, Weiner M (1967) Decoding inconsistent communikation. J Personality & Social Psychology 6: 109–114
[46] Mentzos S (1988) Interpersonale und institutionalisierte Abwehr. Suhrkamp, Frankfurt
[47] Müller M (2001) Das vierte Feld. Die Bio-Logik der neuen Führungselite. Econ, München
[48] Nerdinger FW (2003) Motivation von Mitarbeitern. Hogrefe, Göttingen
[49] Oppelt S (2004) Management für die Zukunft. Spirit im Business. Anders denken und führen. Kösel, München
[50] Ostermann T, Bertram M, Bussing A (2010) A pilot study on the effects of a team building process on the perception of work enviroment in an integrative hospital for neurological rehabilitation. BMC complementary and alternative medicine 10: 10

[51] Pettinari CJ (1988) Task, Talk and Text in the Operating Room: A Study in Medical Discource. Ablex, Norwood (New Jersey)
[52] Pikas A (1989) The common concern method for the treatment of mobbing. In: Roland E (ed) Bullying: An international perspective. David Fulton, London
[53] Possehl G, Meyer-Grashorn A (2008) Trust yourself. Haufe, München
[54] Püttjer C, Schnierda U (2003) Geheimnisse der Körpersprache. Campus, Frankfurt New York
[55] Rechtin W (2003) Gruppendynamik. In: Auhagen AE, Bierhoff HW (Hrsg) Angewandte Sozialpsychologie. Das Praxishandbuch. Beltz, Weinheim
[56] Reinker S (2007) Rache am Chef. Die unterschätzte Macht der Mitarbeiter. Econ, Berlin
[57] Riemann F (2009) Grundformen der Angst. Reinhardt. München
[58] Rosenberg MB (2007) Gewaltfreie Kommunikation. Aufrichtig und einfühlsam miteinander Sprechen. Junfermann, Paderborn
[59] Rosenstiel L v. (1992) Grundlagen der Organisationspsychologie. 3. Auflage. Schäffer-Poeschel, Stuttgart
[60] Rosini S (1996) Erwachsenengerechtes Lernen in der Gruppe. emwe, Nürnberg
[61] Sandler J, Dare C, Holder A (2009) Die Grundbegriffe der psychoanalytischen Therapie. Klett-Cotta, Stuttgart
[62] Satir V (2009) Selbstwert und Kommunikation. Klett-Cotta, Stuttgart
[63] Sexton JB, Thomas EJ, Helmreich RL (2000) Error, Stress and Teamwork in medicine and aviation: cross sectional surveys. BMJ 320: 745–749
[64] Schad N, Michl W (2004) Outdoor-Training. Personal- und Organisationsentwicklung zwischen Flipchart und Bergseil. Reinhardt München
[65] Schaffer-Suchomel J, Krebs K (2007) Du bist, was du sagst. mvg, Heidelberg
[66] Scherer KR, Walbott H (1979) Nonverbale Kommunikation. Forschungsberichte zum Interaktionsverhalten. Beltz, Weinheim
[67] Schmidt-Grunert M (2002) Soziale Arbeit in Gruppen. Eine Einführung. 2. Auflage. Lambertus, Freiburg
[68] Schulz von Thun F (1981) Miteinander Reden 1. Störungen und Klärungen. Rowohlt, Reinbek
[69] Schulz von Thun F (1989) Miteinander Reden. 2. Stile, Werte und Persönlichkeitsentwicklung. Rowohlt, Reinbek
[70] Selye H (1956) The Stress of Life. McGraw-Hill, New York
[71] Sprenger RK (2002) Vertrauen führt. Campus, Frankfurt New York
[72] Stokes J (1994) The unconscious at work in groups and teams. In: Obholzer A, Roberts VZ (1994) The unconscious at work. Individual and organizational stress in the human services. Routledge, London
[73] Stolze H (2007) Die Kultivierung der älteren Stimme – eine Chance für mehr Lebensqualität im Alter. In: www.forum-stimme.de
[74] Taylor F (2005) A comparative study examining the decision-making process of medical and nursing staff in weaning patients from mechanical ventilation. Intensive Critical Care Nursing 22: 253–263
[75] Tewes R (2002) Pflegerische Verantwortung. Huber, Bern
[76] Tewes R (2009) Führungskompetenz ist lernbar. Springer, Heidelberg Berlin
[77] Topf K, Gawrich R (2005) Das Führungsbuch für freche Frauen. Redline Wirtschaft, Frankfurt

[78] Towle A, Hoffman J (2002) An advanced communications skill course for fourth-year professional Clerkship students. Acad Med 77: 1165–1166
[79] Ulsamer B (1997) Excellente Kommunikation mit NLP. Gabal, Offenbach
[80] Wahren HK (1994) Gruppen- und Teamarbeit in Unternehmen. de Gruyter, Berlin
[81] Waleczek H, Hofinger G (2005) Kommunikation über kritische Situationen im OP – Schwierigkeiten, Besonderheiten, Anforderungen. In: Hofinger G (Hrsg) Kommunikation in kritischen Situationen. Verlag für Polizeiwissenschaft, Frankfurt
[82] Watzlawick P, Beavin JH, Jackson DD (1969) Menschliche Kommunikation. Huber, Bern
[83] Whitcher SJ, Fisher JD (1979) Multidimensional reactions to therapeutic touch in a hospital setting. J Personality & Social Psychology 37: 87–96
[84] Witte EH (1989) Sozialpsychologie. Ein Lehrbuch. Psychologie, München
[85] Wittig A, Dieterle WE, Schüpbach H, Wirsching M (2006) Teamsupervision in der Krankenpflege – Erwartungen, Effekte und Nutzen. Psychotherapie, Psychosomatik, medizinische Psychologie 56: 450–456
[86] Wunderer R (2009) Führung und Zusammenarbeit. Eine unternehmerische Führungslehre. Luchterhand, München
[87] Zapf D (2000) Mobbing – eine extreme Form sozialer Belastung in Organisationen. In: Muhsahl HP, Eisenhauer T (Hrsg) Psychologie der Arbeitssicherheit. Beiträge zur Förderung der Gesundheit und Sicherheit in Arbeitssystemen. Asanger, Heidelberg
[88] Zimbardo P, Gerrig G, Richard J (2008) Psychologie. Pearson, München

A

B

D

E

F

G

H

I

K

T

V

W

Z

Printing: Ten Brink, Meppel, The Netherlands
Binding: Stürtz, Würzburg, Germany